国民营养科普丛书
——常见营养不良膳食指导

主　审　朱文丽　王志宏

主　编　张同军　辛　宝

副主编　王　辛　杨瑞华

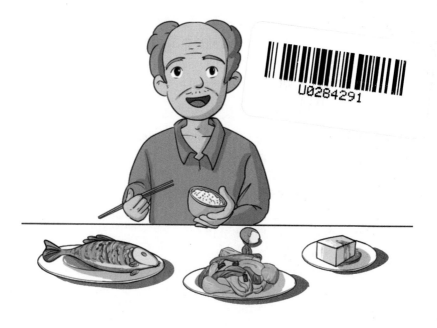

人民卫生出版社

·北京·

版权所有，侵权必究！

图书在版编目（CIP）数据

常见营养不良膳食指导 / 张同军，辛宝主编 . —北京：人民卫生出版社，2022.2

（国民营养科普丛书）

ISBN 978-7-117-30337-8

Ⅰ. ①常… Ⅱ. ①张…②辛… Ⅲ. ①营养缺乏病 – 膳食营养 Ⅳ. ①R591②R151.4

中国版本图书馆 CIP 数据核字（2020）第 147234 号

人卫智网	www.ipmph.com	医学教育、学术、考试、健康，购书智慧智能综合服务平台
人卫官网	www.pmph.com	人卫官方资讯发布平台

国民营养科普丛书——常见营养不良膳食指导
Guomin Yingyang Kepu Congshu
——Changjian Yingyang Buliang Shanshi Zhidao

主　　编：张同军　辛　宝
出版发行：人民卫生出版社（中继线 010-59780011）
地　　址：北京市朝阳区潘家园南里 19 号
邮　　编：100021
E - mail：pmph @ pmph.com
购书热线：010-59787592　010-59787584　010-65264830
印　　刷：三河市潮河印业有限公司
经　　销：新华书店
开　　本：710×1000　1/16　印张：9.5
字　　数：161 千字
版　　次：2022 年 2 月第 1 版
印　　次：2022 年 10 月第 1 次印刷
标准书号：ISBN 978-7-117-30337-8
定　　价：39.00 元

打击盗版举报电话：010-59787491　E-mail：WQ @ pmph.com
质量问题联系电话：010-59787234　E-mail：zhiliang @ pmph.com

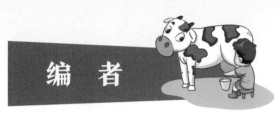

编　者

（以姓氏笔画为序）

马敏敏　陕西中医药大学公共卫生学院
王　辛　陕西省疾病预防控制中心
王　甜　陕西省疾病预防控制中心
王妍昕　陕西省疾病预防控制中心
田　甜　西安市大兴医院营养科
闫　凤　西安市第三医院临床营养科
任晓梅　陕西中医药大学公共卫生学院
孙晓敏　西安交通大学全球健康研究院
　　　　公共卫生学院
杨瑞华　空军军医大学预防医学院
辛　宝　陕西中医药大学公共卫生学院
张　祺　陕西中医药大学公共卫生学院
张同军　陕西省疾病预防控制中心
郑金鸽　西安交通大学全球健康研究院
　　　　公共卫生学院
赵　璐　陕西省疾病预防控制中心
赵胜明　咸阳市营养学会
赵静珺　陕西省疾病预防控制中心
钱文文　陕西中医药大学公共卫生学院
高　悦　陕西省疾病预防控制中心

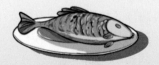

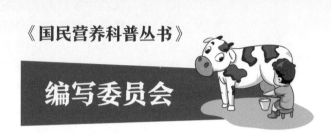

《国民营养科普丛书》 编写委员会

编委会主任	刘金峰	国家卫生健康委员会食品安全标准与监测评估司
	高　福	中国疾病预防控制中心
	卢　江	中国疾病预防控制中心
科 学 顾 问	王陇德	中国工程院院士
	陈君石	中国工程院院士
	杨月欣	中国营养学会理事长
	杨晓光	中国疾病预防控制中心营养与健康所研究员
主　　　编	丁钢强	中国疾病预防控制中心营养与健康所
	田建新	国家卫生健康委员会食品安全标准与监测评估司
	张志强	全国卫生产业企业管理协会
副 主 编	张　兵	中国疾病预防控制中心营养与健康所
	刘爱玲	中国疾病预防控制中心营养与健康所
	徐　娇	国家卫生健康委员会食品安全标准与监测评估司
编　　　者	（按姓氏汉语拼音排序）	
	戴　月	江苏省疾病预防控制中心
	龚晨睿	湖北省疾病预防控制中心
	郭战坤	保定市妇幼保健院
	李绥晶	辽宁省疾病预防控制中心
	李晓辉	成都市疾病预防控制中心
	梁　娴	成都市疾病预防控制中心
	刘长青	河北省疾病预防控制中心
	刘丹茹	山东省疾病预防控制中心

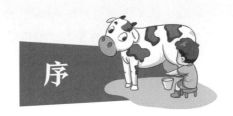

序

随着我国社会经济快速发展,国民营养健康状况得到明显改善,同时也伴随出现新的问题和挑战。一方面,人民群众对营养健康知识有着强烈渴求,另一方面,社会上各种渠道传播的营养知识鱼龙混杂,有的甚至真假难辨。因此,亟须加强科学权威的营养科普宣传,引导人民群众形成真正健康科学的膳食习惯和生活方式,提升人民群众营养素养与水平,切实增强人民群众获得感与幸福感。

为贯彻落实《国民营养计划(2017—2030年)》"全面普及营养健康知识"和健康中国合理膳食行动要求,国家卫生健康委员会食品安全标准与监测评估司委托中国疾病预防控制中心营养与健康所组织编写《国民营养科普丛书》12册,其中《母婴营养膳食指导》《2~5岁儿童营养膳食指导》《6~17岁儿童青少年营养膳食指导》《职业人群营养膳食指导》和《老年人营养膳食指导》详细介绍了不同人群的营养需求和膳食指导;《常见食物营养误区》和《常见食品安全问题》对居民关注的营养与食品安全的热点问题及存在误区进行了详细解答;《身体活动健康指导》和《健康体重管理指导》详细介绍了不同人群的身体活动建议以及如何保持健康体重;《常见营养不良膳食指导》《糖尿病膳食指导》《心血管疾病膳食指导》针对不同疾病的营养需求给出了有针对性和实用性的指导。

丛书围绕目前我国居民日常生活中遇到的、关心的问题,结合营养食品科研成果和国内外动态,力求以通俗易懂的语言向大众进行科普宣传,客观、全面地普及相关营养知识。丛书采用一问一答、图文并茂的编写形式,努力做到深入浅出,整体形成一套适合不同人群需要,兼具科学性、实用性、指导性的营养科普工具书。

　　丛书由100多位营养学、医学、传播学及健康教育等相关领域的专家学者共同撰写,历经了多次研讨和思考,针对不同人群健康需求,凝练了近2 000个营养食品相关热点问题,分类整理并逐一解答。丛书以广大人民群众为主要读者对象,在编写过程中尽量避免使用专业术语,同时也可为健康教育工作者提供科学实用的参考。希望丛书的出版能够成为正确引导广大居民合理膳食的有益工具,为促进营养改善和慢性病防治、提升居民营养素养提供帮助。

编委会

2022 年 1 月

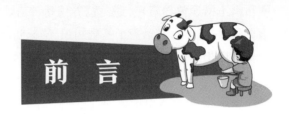

前　言

　　《2016 全球营养报告》指出,现今国际社会所面临的诸多挑战中,营养不良问题显得尤为严峻:全球有三分之一的人口营养不良。营养不良和不健康饮食是造成全球疾病负担的最大因素,各国都面临着营养不良造成的严峻公共卫生挑战。

　　我国居民膳食结构自 20 世纪 70 年代末已经步入了"转型期"。"转型期"膳食结构的特点是"粮食消费逐年下降,动物性食物成倍增长",从而导致"碳水化合物摄入量逐年下降,脂肪摄入量逐年上升"。膳食结构的变化对居民健康既有好的作用,又有不良影响。好的作用表现在膳食质量的改善,特别膳食蛋白质质量的改善,这无疑对促进居民健康是有益的;不良影响表现在脂肪过剩、能量过剩,这对控制营养相关慢性病是非常不利的。

　　根据以上情况,当前我国居民营养与健康现状仍然可以概括为"营养摄入不足与过剩同在,营养缺乏病与营养相关慢性病并存",即所谓"双重营养不良"。其有多种表现形式:儿童生长与发育不良;个体消瘦或易受感染;过度肥胖或高血糖、高血压、高血脂或高胆固醇;缺乏重要的维生素或矿物质等等。

　　随着营养相关慢性病患病率持续上升,这就需要调整膳食结构以应对双重营养不良,特别是应对营养过剩导致的营养相关慢性病是《"健康中国 2030"规划纲要》中重要的目标之一。而"提升营养健康科普信息供给和传播能力,围绕国民营养、食品安全科普宣教需求,结合地方食物资源和饮食习惯,结合传统食养理念,编写适合于不同地区、不同人群的居民膳食指南等营养、食品安全科普宣传资料,使科普工作更好落地"更是《国民营养计划(2017—2030 年)》的要求。

为此,在国家疾病预防控制中心领导下,我们联合省市疾控中心、高校、学术组织,医疗机构一线营养工作者编纂了这本科普图书,希望通过我们几个月的努力,将最新、最实用的营养知识通过我们这本小书传播给老百姓,及时发现和纠正错误营养宣传,避免营养信息谣言。在众多国内营养专家和领导的指导和帮助下,本书涵盖了基础知识、临床防治、膳食指导三方面内容,既有着营养不良相关一系列实用知识,又把"隐性饥饿""无饿医院"等全新理念引入其中,有着一定的创新性、实用性和趣味性。但由于能力有限,编写匆忙,难免挂一漏万,也真诚希望各位读者能批评指正,便于我们改进。

主编

2022 年 1 月

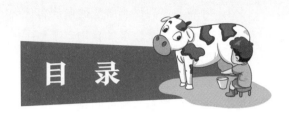

目 录

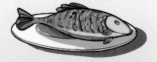

一、基础知识篇

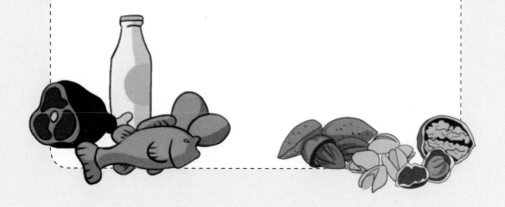

1. 什么是营养不良

营养不良通常是由于饮食不当、摄入不足、吸收不良、排泄过快或营养素过度损耗造成,如果不能长期摄取由适当数量、种类和质量营养素所构成的健康饮食,就可能因缺乏多种营养素而患慢性营养不良症(本书采用营养不良一词,主要是考虑本书受众和群众长期以来的使用习惯)。

第二届国际营养大会上通过了《营养问题罗马宣言》,重申了营养不良的定义,其中包括营养不足、微量营养素不足、超重肥胖和膳食相关非传染性疾病。传统意义上的营养不良多数时候是指蛋白质能量营养不良,会造成儿童和青少年生长发育迟缓、体重减轻、贫血、抵抗力降低,机体肌肉减少和力量降低,还会阻碍智力发展,导致各种认知能力降低,长期可能导致死亡。微量营养素不足指体内少量但不可或缺的维生素或矿物质等必需营养素的可利用量不足,其缺乏可因种类不同而表现出不同的症状,常见有皮肤萎缩、皱纹、鳞屑及色素沉着,皮肤弹性降低,皮下脂肪减少,毛发往往干燥及缺乏光泽,指甲变薄、变脆或者肥厚、变形。

对于肥胖患者来说,6 个月内体重非自主丢失大于 5%、6 个月以上体重非自主丢失大于 10%、体重指数(body mass index,BMI)小于 18.5 千克/米^2(年龄在 70 岁以下者)或小于 20 千克/米^2(年龄在 70 岁及以上者)均可认为是营养不良。临床上通过体成分分析测得脂肪、肌肉量低于正常值下限或进行性减少也定义为营养不良。专业的营养不良诊断需要更加细致的分析,包括:①详细的病史询问,如 24 小时膳食回顾分析;②详细的体格检查,包括人体测量等;③详细的检验分析;营养不良病因分析;④营养不良是否存在能量消耗异常,是否存在应激、炎症或代谢紊乱等;⑤营养不良后果分析以及营养不良合并心理社会问题分析等过程。

《国民营养计划(2017—2030 年)》中指出我国人民生活水平不断提高,营养供给能力显著增强,国民营养健康状况明显改善。但仍面临居民营养不足与过剩并存、营养相关疾病多发、营养健康生活方式尚未普及等问题,成为影响国民健康的重要因素。因此人们应该配合政府与相关部门采取有力有效的措施,调整自己的饮食生活方式,改善营养和健康状况。

2. 营养不良是贫困病吗

传统的观念认为,营养不良主要由于营养素摄入不足导致,问题经常发生在经济落后的国家或地区,但不适当饮食或不平衡膳食造成的营养不良如超重、肥胖,经常出现在经济较为发达的国家或地区,所以营养不良不是单纯的贫困病。

由于贫困、灾害或者战争等原因造成食物缺乏会引起机体长期蛋白质、能量等摄入不足导致的营养不良,主要表现为低体重、生长迟缓和消瘦等。但是,随着生活水平的提高,此类营养缺乏病已大大减少,而由于不适当或者不平衡饮食造成的能量过剩同时伴随多种微量营养素缺乏的情况十分常见。在我国,由于经济发展不平衡,在一些地区居民生活水平较低,蛋白质、能量等摄入不足导致的营养不良的状况仍然存在;而在经济发达区域,心脑血管病、肿瘤、糖尿病、肥胖症、脂肪肝等慢性代谢相关疾病已经成为威胁人们健康的重要因素,其与食用过多高能量、高脂肪、高蛋白的食物造成的营养过剩密切相关。在农村地区,往往还伴随有维生素和矿物质等微量营养素的缺乏。

营养不良不仅会对人们身体发育和认知发展造成负面影响,损害免疫系统,增加对传染性和非传染性疾病的易感性,降低生产力,以至于威胁健康和福祉,而且还会给个人、家庭、社区和国家带来负面社会经济后果,造成沉重负担。

总体来说,"因病致贫"和"因贫致病"的问题在营养不良上都有所体现,但营养不良的问题绝对不是单纯和经济相关。

3. 哪些原因会引起营养不良

发生营养不良的原因主要有以下几方面:

(1)摄入不足:长期营养素摄入不足是营养不良的主要原因,尤其是儿童和青少年偏食、挑食、吃零食等不良饮食习惯容易导致营养素摄入不足和营养失衡。因饥荒或其他原因造成食物供应不足、食物品种单调等不平衡膳食也会引起营养素不足。

(2)吸收障碍:因消化系统功能障碍,如龋齿等口腔疾病致咀嚼不足,胃炎、溃疡、慢性肠炎或吸收不良综合征,或者肝功能障碍等,影响营养素吸收和利用,造成营养不良。

(3)消耗增多:一些慢性消耗性疾病,如结核病、哮喘、肾病综合征等,使体内能量和营养素消耗增加而没有及时补充,蛔虫、钩虫等肠道寄生虫可增加蛋白质慢性消耗,导致营养不良。

（4）需求增加：某些生理状态下，人体对营养素的需要量增加，如果不能及时供给足够量的营养素，则容易引起营养不足。如生长发育时期、孕期或哺乳期等特殊生理时期，人体对各种营养素的需要量显著增高；某些特殊环境因素也会造成多种营养素的需要量增加。

（5）其他疾病：机体其他疾病如先天性缺陷、遗传代谢病、迁延性腹泻等也会造成营养摄入不足，某些药物也能导致营养不良。另外，不良的生活习惯，如睡眠不足、作息时间不规律等也会增加营养不良风险。

针对以上原因，预防营养不良应从以下几方面着手：

（1）开展营养教育宣传，树立营养意识，学习营养知识，充分认识合理营养重要性，建立良好的饮食行为。

（2）平衡膳食，合理安排膳食结构和进食量：①保证能量平衡；②保证优质蛋白质供给；③注意饮食多样化；④注意补充各种维生素；⑤注意补充钙、铁、锌、碘等矿物元素。

（3）培养良好饮食习惯，不挑食、不偏食、不滥吃零食，合理安排膳食制度。吃饭要定时、定量，不暴饮暴食。

（4）自我监测和及时纠正，特殊时期及时调整膳食，保证充足的营养素供给。

（5）积极治疗原发病，保持身体健康。

4. 全生命周期都有营养不良的可能吗

人的一生中，有几个特殊阶段（如婴幼儿期、青春期、老年期）容易出现营养不良，且在不同的阶段，表现也不同。

在婴幼儿阶段，最常见的营养不良是缺铁性贫血。足月新生儿体内总铁量为250～300毫克，由于出生后新生儿的氧环境较之宫内发育时有所改善，因而血红蛋白浓度下降，红细胞分解的铁转为储存铁，以满足6月龄婴儿的需要。由于母乳中铁含量不高，其储存铁可能在出生6月龄后耗竭，继后出现贫血。因此，满6月龄后的母乳喂养儿应添加的第一个辅食是铁强化食物。早产儿和低出生体重儿出生时体内铁储存较少，出生后生长发育速度比足月儿快，储存铁常在2～3月龄时被耗尽，早产儿和低出生体重儿需要比足月儿更多的铁。6～24月龄婴幼儿生长发育速度仍较快，铁需要量大，受膳食铁供给的限制，也较易出现铁缺乏，是缺铁性贫血的高危人群。此外，6～24月龄婴幼儿可因为对牛奶蛋白质过敏,肠道隐性出血而出现铁缺乏。2岁以后生长发育速度减慢,身体铁储备开始积累,缺铁的危险性降低,但可因为钩虫感染等致肠道失血和铁丢失而发生铁缺乏。其次还有维生素D缺乏。维生素D也是一种在母乳中含量很少的营养物质、能够通过晒太阳的方式自身合成,但是由于婴幼儿皮肤娇嫩以及天气等因素的影响,婴幼儿晒太阳机会比较少,所以建议在婴幼儿出生两周后开始补充维生素D。

青春期是人生的第二个生长发育高峰,在此阶段对于能量和各种营养物质的需求都比较高,加上第二性征开始发育,体型开始发生变化,脂肪逐渐增多,但同时在心理上也更加关注个人形象,因此青春期人群尤其是女性常因节食而导致营养不足。青春期女性更是因为月经出现周期性失血,导致缺铁性贫血的发生率增加。另外,身高在这个阶段也会出现快速增长,对钙的需求量增加,因此青春期也常会出现钙缺乏。

相比较青春期,微量营养素缺乏更常见于孕妇、乳母。

进入老年阶段后,代谢速度下降,体成分发生改变,肌肉量减少而脂肪量增加,表现为老年性肌少症。为了减少这类情况的危害,老年人需要适量增加蛋白质摄入,尤其是注意牛奶、鸡蛋、瘦肉、豆制品等优质蛋白的摄入。老年女性由于激素水平改变,极易发生骨质疏松,增加豆制品和奶的摄入量可以预防和缓解这一症状。另外,适量运动对老年性肌少症和骨质疏松,都能起到很好的改善作用。

5. 婴幼儿从营养素缺乏到出现临床症状分几个阶段

一种或多种营养素的缺乏到出现营养不足症的临床症状是一个长期而缓慢的过程。可分为以下几个阶段:

(1)生理性系统发育不足以及喂养不当:随着婴幼儿生长发育对营养素的需要量逐渐增加,仅靠母乳或牛乳不能供给所需要的营养素,因此在婴儿出生6个月后,体内储存铁耗尽,母乳含铁量也较低,如果不及时添加辅食,就会造成铁等营养素的缺乏。

(2)营养素供给不足,体内储存量的降低:各种原因引起机体从外界摄取某种或多种营养素不足时,体内组织中储存的营养素会迅速释放,并通过血液输送到各组织中,供给各组织的生理需要,此时仅是体内储备量降低,各组织中的含量并没有降低。

（3）体内营养素储存耗竭,组织中营养素的缺乏:营养素缺乏初期,体内储存的量可维持供给组织的需要,如果营养素的供给持续不足,体内储存逐渐耗竭,则组织中的营养素也会日渐减低。

（4）生物化学的变化:当组织中的营养素消耗至一定水平时,就会发生生物化学方面的变化——酶系统的改变,维生素 B_1 缺乏时会影响 α- 酮酸的氧化脱羧反应和单磷酸戊糖代谢途径中转酮醇酶的活性。

（5）功能的改变:继上述生物化学变化之后,如果营养素持续缺乏,机体就会出现生理功能的改变。功能性变化通常会表现为一些非特异性的症状,如疲劳、失眠、乏力、心慌、烦躁、食欲不佳、身体酸痛等。

（6）形态改变:功能改变之后,形态改变逐步显现。组织学上的形态改变需要借助仪器才能发现,一些肉眼可见的形态改变常提示营养缺乏已经相当严重。例如,维生素 A 缺乏时会出现上皮组织角化、眼干燥症和夜盲症等症状;维生素 D 缺乏时发生骨骼畸形(方颅、O 形腿、串珠肋等),会影响骨骼和牙齿的发育;铁缺乏时容易出现缺铁性贫血、匙状指;锌缺乏时会出现食欲缺乏、生长停滞、性发育不良、脑发育受损、味觉异常或异食癖、认知行为改变等;碘缺乏时可引起智力低下(不可逆性神经损害)、体格发育迟缓为主要特征的克汀病。

儿童由于对各种营养素的储量低,快速生长发育期对营养素的需求量大,因此对营养缺乏更为敏感,发病快,危害重。由于营养缺乏病的典型症状一般在营养缺乏严重或晚期才出现,此时往往已经对机体造成了不可复性损伤。因此,了解各种儿童营养缺乏病的发展过程,对于预防、早期发现和干预、降低发病率及其危害具有重要作用。

6. 引起婴幼儿低体重的原因是什么

低体重是指儿童体重低于同龄、同性别参照人群中位数减 2 个标准差。对于婴幼儿而言,能量摄入与能量消耗应该处于正平衡状态,也就是能量摄入高于能量消耗,多出来的这一部分能量用于生长发育。第一个原因是婴幼儿奶量或者辅食摄入不足或者不平衡、动物性食物添加不及时、添加辅食后奶量摄入不足等。婴幼儿为什么会出现摄入不足或者不平衡呢? 有些婴幼儿摄入少是疾病引起的,比如缺铁、缺锌等都会导致婴幼儿食欲降低,而有些则是由不良饮食习惯所致,比如在非用餐时间吃了大量的零食,导致儿童在吃饭时没有饥饿感而不吃或者只是吃很少,而在饭后不久又因饥饿而吃零食,以此形成恶性循环,或者是食物选择不当,也就是我们平常所谓的"吃了很多没营养的食物"。婴幼儿阶段是生长发育的关键时期,体重和身高在这个阶段都有快速增长,因此在食物选择时,应注意平衡膳食,除了米饭、面条等主食的摄入外,应保证每天都有奶、蛋、肉、豆制品和蔬菜的摄入,加餐可以选择水果、酸奶等健康零食。第二个原因是吸收不好,患有胃肠道疾病的婴幼儿,即使吃了足够多的食物也会因为消化吸收功能较差而导致低体重。出现这类情况时,首先要对症治疗,去除疾病后才有可能实现体重增加。第三个原因是消耗太多,婴幼儿活动强度都差不多,因此消耗太多也多是由于疾病引起,一些特殊疾病(如血液病)会引起患儿额外消耗大量能量而表现为体重降低。

7. 生命早期 1 000 天与营养不良有什么关系

生命早期 1 000 天,是指从怀孕开始到儿童 2 岁这一时期(妊娠 280 天加出生后 720 天即 2 岁)。这 1 000 天被世界卫生组织定义为一个人生长发育的"机遇窗口期"。这是决定人一生健康的关键时期,它是人的体格和大脑发育最快的时期,这期间的营养状况与其一生的营养与健康状况息息相关。生命早期 1 000 天良好营养是胚胎和婴幼儿体格生长和脑发育的基础,可降低其成年后患肥胖、高血压、冠心病和糖尿病等慢性疾病风险,以及纠正营养不良代际传递。

孕期是胎儿生命早期 1 000 天的起始阶段,这个阶段不但涉及胎儿生长发育,还有母体乳腺和子宫等器官发育,以及为分娩后乳汁分泌进行必要的营养储备,这些都需要充足营养。这个阶段如果孕妇营养摄入不合理,会导致婴儿低出生体重、发育不良、出生后适应能力差等,孕妇在产后也会出现乳汁分泌量少、自我恢复差等。

6 月龄内婴儿处于生命早期 1 000 天"机遇窗口期"的第二阶段,营养作为最重要的环境因素,将持续对婴儿的生长发育和后续健康产生至关重要的影响。在这个阶段,母乳具有其他食物无可比拟的优势,其营养水平既能提供充足而适宜的能量,又能避免过度喂养,保证婴幼儿最佳、最健康的生长速率,因此,对 6 月龄内的婴儿应给予纯母乳喂养。产后应尽早开奶,保证婴儿第一口吃的食物是母乳。母乳对于婴儿来讲,属于自体物质,第一口吃母乳也有助于降低婴儿过敏的发生率。

7～24月龄内婴幼儿处于生命早期1 000天"机遇窗口期"的第三阶段，适宜的营养和喂养不仅关系到婴幼儿近期生长发育，也关系到长期健康。这个阶段要注意两个方面，一个是合理营养，另一个是良好饮食习惯的培养。在继续母乳喂养的同时，开始添加辅食，从米粉、肝泥等富含铁的泥糊状食物开始，逐步丰富食物种类，达到食物多样。添加辅食要从稀到稠、从软到硬、从少到多。在食物制作过程中不加调味品，从小养成清淡饮食的好习惯。

9. 婴幼儿营养不良会影响智力吗

对于婴幼儿智力的发展，一直是家长颇为关注的问题。除了传统的思维模式训练外，孩子们的营养状况同样会影响孩子的智力发展，如果营养不良，可能会发育迟缓，甚至发展为痴呆。

婴幼儿出生以后，头围迅速增大，尤其是出生后两年内。这说明，他们的大脑在迅速发育，如果这个阶段营养摄入不足，就会影响脑的发育。在出生后6个月内有营养不良的婴儿，不仅体重不增长或者增长速度缓慢，智力与动作发展也落后于同龄婴儿。这一阶段发生的营养不良，即使以后纠正了营养不良，体重上升，但是智力的落后却无法弥补；而2～3岁以后患营养不良，即使婴幼儿体重轻、智力落后，但只要纠正了营养不良，两者都可以恢复正常。这说明，在脑迅速发育阶段，如果营养供应不足，可能对智力造成难以恢复的影响。营养不良不仅影响脑的功能，而且还会导致脑形态发生变化，例如出现不同程度的脑萎缩等。

如何避免营养不良带来的智力缺陷呢？首先营养供给要满足能量及蛋白质的需要，蛋白质中的优质蛋白质要占总蛋白的1/2～2/3。牛磺酸和脑发育有密切关系，它在母乳中含量丰富，而在牛乳中含量却较低，所以牛乳喂养的婴幼儿应注意补充牛磺酸。必需脂肪酸应占能量的1%～3%，其对脑发育及神经髓鞘的形成有利。缺乏微量元素，会对婴幼儿智力产生较大影响。如缺铁会引起贫血，而在贫血症状出现之前，孩子已经表现出容易发怒、记忆力减退、注意力不集中等症状，并导致学习成绩下降，补充铁剂后这类症状就会消失。早期辅食添加时首先给婴幼儿富含铁的食物，如强化铁的米粉、蛋黄、肝泥等。膳食中若缺锌，可造成婴幼儿血锌下降，食欲下降，不仅影响体格发育，也影响智力发展，锌可以通过动物性食物获取，必要时可在医生指导下给婴幼儿加服一些补锌制剂。碘是"智慧元素",缺碘会影响甲状腺素合成,从而影响婴幼儿生长发育和生理代谢。若脑发育关键期缺碘,会导致婴幼儿神经发育异常,甚至患上"呆小症"。长期缺碘,婴幼儿体格和智力也会出现障碍。碘缺乏危害非常严重,家长们一定要细心注意,及时给婴幼儿进行食物强化,比如增加适量海产品的摄入。除此之外,很多维生素摄入不足也会使婴幼儿智力低下,如维生素 B_1、维生素 B_6 缺乏可引起抽搐,并影响婴幼儿将来的智力。

说到营养与智力的关系,其实孩子智力发育不只是和孩子营养有关系,也与母亲的营养有关,应该从孕妇妊娠开始说起,因为智力水平与神经系统发育有关。如果孕妇在怀孕期间呕吐比较严重或者营养摄入不足,就会影响胎儿脑发育。因此在抓住孩子生命早期最关键 1 000 天营养的同时,应恪守科学营养理念,完善孩子均衡成长每一步,全面提高孩子智力水平。

9. 孕妇和乳母一定要多吃才能满足营养的需要吗

妊娠期和哺乳期女性生理状态会发生很大的变化,因此在营养需求上也有不同于其他阶段,但是不宜盲目补充营养,否则容易引起妊娠期疾病和产后肥胖等问题。

孕期由于胎儿、胎盘以及母亲体重增加和基础代谢增高等因素的影响,在整个正常怀孕期间需要额外增加能量,一般妊娠分为三期,每期为三个月。第一期(孕 1～3 个月)由于胎儿处于发育初期,母亲生理变化尚不明显,体重变化不大,故此时孕妇对能量的需要基本与非孕时相近,可不增加能量,从第二期(孕 4～6 个月)开始母体能量需求量增加,增加量为每日 300 千卡,至第三期(孕 7～9 个月)孕妇每日能量需增加 450 千卡。哺乳期则要考虑乳汁分泌和体重恢复之间的关系,哺乳期一般每日需额外增加 500 千卡。

10. 为什么老年人易发生营养不良

随着年龄增长,老年人各种器官的生理功能都会有不同程度减退,尤其是消化和代谢功能减退,直接影响人体营养状况,如牙齿脱落、消化液分泌减少、胃肠道蠕动缓慢,使机体对营养成分吸收利用率下降,老年人营养不良还和各种原因导致的独立进食有关。但因老年人心脑血管功能减退,故活动不宜过量,否则超过心脑血管承受能力,反使功能受损而增加该类疾病危险。因此老年人应特别重视合理调整进食能量和体力活动消耗能量的平衡,把体重维持在适宜范围内。

老年人易患骨质疏松症,故钙和维生素 D 摄入量不应低于青壮年。老年人贫血患病率高于一般人群,所以应摄入充足易被吸收利用的铁。老年人胃肠功能减退,应选择易消化食物,以利吸收利用。但食物不宜过精,应强调粗细搭配。膳食纤维能增加肠蠕动,起到预防老年性便秘的作用。

11. 蛋白质、能量与营养不良有什么关系

当机体蛋白质或者能量摄入量长期不足时,就会出现营养不良,我们称为蛋白质 - 能量营养不良,多见于 3 岁以内婴幼儿或者一些恶性疾病晚期患者。

婴幼儿中蛋白质 - 能量营养不良主要是由于长期膳食供给不足,如婴儿母乳不足而未及时添加其他乳制品,配方奶粉冲调不当,突然停母乳而未及时添加辅食,婴幼儿长期以淀粉类食品(粥、馒头、面条等)为主等。学龄儿童不良饮食习惯如偏食、挑食、吃零食过多或早餐过于简单,学校午餐摄入不足等都有可能导致蛋白质 - 能量营养不良。

按照世界卫生组织分型标准,婴幼儿蛋白质 - 能量营养不良分为两种:一种是 Kwashiorker,另一种是 Marasmus,主要临床表现为低体重、生长迟缓和消瘦等。目前,全世界仍然有一半以上 5 岁以下儿童的死亡与营养不良有关。0 ~ 24 月龄婴幼儿生长发育迅速,且要经过饮食过渡关键期,此时更易出现营养不良。

长期蛋白质摄入不足会导致体内蛋白质代谢处于负氮平衡状态,表现为各种酶功能不足,体内代谢低下,机体抵抗力下降,易患腹泻或者呼吸道感染等疾病。而频繁腹泻会使儿童食欲减退,摄入食物减少,营养吸收较差,从而加重营养不足。

12. 不吃碳水化合物会营养不良吗

碳水化合物摄入过少不利于身体健康,过度限制碳水化合物甚至可能引发机体损害或疾病。

碳水化合物可以储存和提供能量,每克葡萄糖在体内氧化可以产生 4 千卡的能量。在维持人体健康所需要的能量中,50% ~ 65% 应由碳水化合物提

供。而且,碳水化合物在体内释放能量较快,供能也快,是神经系统和心肌的主要能源,也是肌肉活动时的主要燃料,对维持神经系统和心脏的正常供能、增强耐力、提高工作效率都有重要意义。碳水化合物还是构成机体组织的重要物质,参与细胞的组成和多种活动。除此之外,碳水化合物具有节约蛋白质、解毒、增强肠道功能以及抗生酮作用。其中,解毒作用指碳水化合物代谢产物葡糖醛酸,是体内一种重要的结合解毒剂,在肝脏中能与许多有害物质如细菌毒素、乙醇、砷等结合,以消除或减轻这些物质毒性或生物活性,从而起到解毒作用。同样,当膳食中碳水化合物供应不足时,体内脂肪或食物脂肪被动员非加速分解为脂肪酸来供应能量。在这一代谢过程中,脂肪酸不能彻底氧化而产生过多的酮体,酮体不能及时被氧化而在体内蓄积以致产生酮血症和酮尿症。充足摄入膳食碳水化合物可以防止上述现象的发生,称为碳水化合物的抗生酮作用。

13. 隐性饥饿会导致营养不良吗

隐性饥饿是指机体由于营养不平衡或者缺乏某种或几种维生素和矿物质,同时又存在其他营养成分过度摄入,从而产生隐蔽性营养需求的饥饿症状。隐性饥饿本身就是营养不良的一种形式。一般认为是一种因为无法保证正常营养成分吸收而导致的饥饿症状,重点在元素不平衡而不是饱腹方面的容积。

由于隐性饥饿并不像显性饥饿那样容易被发现,因此,已经成为全球最普遍的公共健康问题,尤其是对于以下人群,更容易发生隐性饥饿,儿童和青少年、怀孕和哺乳期妇女,他们对营养素的摄取较常人高;偏食、挑食、用零食替代正餐者,这些人往往难以从膳食中摄取足量的微量元素;腹泻患者因排泄而丢失应有的维生素;慢性胃肠炎因消化吸收障碍难以获取微量维生素。

为预防隐性饥饿的发生,日常饮食中应注意摄入含维生素和矿物质丰富的食物。比如,缺铁和缺锌可适当增加动物肝、动物血、瘦肉、蛋黄和海产品;缺碘可补充海鱼、海带、紫菜等;缺乏维生素 A 可适量摄入动物肝脏,也可补充含胡萝卜素的食物,如胡萝卜、菠菜、南瓜、芒果、杏、木瓜等;缺乏维生素 D 可补充乳类、动物肝和瘦肉等。

14. 为什么维生素容易缺乏

维生素是维持身体健康所必需的一类有机化合物。这类物质在体内既不是构成身体组织的原料，也不是能量的来源，而是一类生理调节物质，在物质代谢中起重要作用。这类物质由于体内不能合成或合成量不足，虽然需要量很少但必须由食物供给。

维生素的种类很多，化学结构差异极大，通常按溶解性质将其分为脂溶性和水溶性两大类。

脂溶性维生素主要包括维生素 A（视黄醇）、维生素 D（钙化醇，抗佝偻病维生素）、维生素 E（生育酚，抗不育维生素）、维生素 K（凝血维生素）。

水溶性维生素主要包括 B 族维生素、维生素 C。B 族维生素中主要有维生素 B_1（硫胺素、抗脚气病维生素）、维生素 B_2（核黄素）、维生素 PP（尼克酸或烟酸、抗癞皮病维生素）、维生素 B_6（吡哆醇、抗皮炎维生素）、维生素 B_5（泛酸、遍多酸）、生物素、叶酸、维生素 B_{12}（钴胺素、抗恶性贫血维生素）。

维生素缺乏的主要原因有以下几个方面。首先是饮食难以摄入足够的维生素：①素食主义者、节食减肥者、挑食严重者等，主要是因为摄入的食物单一或者不足，就很容易出现缺乏维生素的情况。②食物精加工、贮存和烹饪的方法不对。比如现在吃的面食，都是经过层层精加工而成，忽略了营养，将一些 B 族维生素等物质都舍弃；还有绿色蔬菜放置太久，出现维生素流失的情况，以及长时间烹饪，导致蔬菜中的维生素 C 等流失现象。其次是身体吸收障碍：比如身体缺乏蛋白质和锌，维生素 A 的吸收、利用就会受到影响；当出现急慢性肠炎时，也会产生吸收障碍，还会使得维生素的排出量增加；严重胃病时，也会使维生素 B_{12} 的吸收受到限制。再者有消耗增加，一些不良的生活习惯，比如抽烟喝酒，会大量地消耗身体中维生素 C 并且影响其他物质的吸收。除此之外，出现缺乏的情况：比如身处寒冷、进行体力劳动的时候很容易引起维生素 B_2 消耗增加。还有一些常年加班，压力大的群体很容易缺乏维生素 A、维生素 E，可以尝试补偿维生素补剂或者增加膳食的摄入。特殊时期，需求量大：女性在怀孕的时候，特别需要叶酸、维生素 E 的摄入，供给胎儿的生长发育等。

15. 为什么矿物质容易缺乏

在构成人体组织，维持正常的生理功能、生化代谢所需的元素中除碳、氢、氧、氮主要以有机化合物形式存在外,其余的元素统称为无机盐(矿物质或灰分)。矿物质又可以分为常量元素和微量元素两类,常量元素有钾、钙、钠、镁、氯、磷和硫等;微量元素中的铜、钴、铬、铁、锰、钼、氟、碘、硒和锌10种元素被世界粮农组织/世界卫生组织列为维持正常人体生命活动不可缺少的必需微量元素,镍、硅、硼和钒被列为可能必需微量元素,铅、镉、汞、砷、铝、锡和锂被列为具有潜在毒性,低剂量可能具有功能作用的微量元素。

矿物质是构成机体组织的重要组分,如骨骼、牙齿中的钙、镁、磷,蛋白质中的硫、磷等;也是组成细胞内外液的成分,如钠、钾、氯和蛋白质一起,维持细胞内外液适宜的渗透压,使机体组织能储存一定量的水分;同时维持体内酸碱平衡,如钠、钾、氯离子和蛋白质的缓冲作用;参与构成功能性物质,如血红蛋白中的铁、甲状腺素中的碘;维持神经和肌肉的兴奋性以及细胞膜的通透性。

矿物质在体内不能合成,必须从食物和饮水中摄取,因此,土壤中矿物质含量逐渐减少以及食品的加工过程导致的矿物质流失,是现在人们矿物质缺乏的重要原因,食物被加工成精米、精面、精白糖的过程中会出现微量矿物元素的大量损失,大多数人生活中食用精制的面包、面制品等食品多一些,富含矿物质的种子和坚果类食物摄入量很少,因此现代人矿物质水平普遍低下。矿物质在体内分布极不均匀,相互之间存在协同和拮抗作用。由于各种矿物质在食物中的分布及人体对其吸收、利用和需要的不同,在我国人群中比较容易缺乏的矿物质主要是钙、锌、铁、碘、硒等。

I6. 维生素A缺乏有什么临床表现

维生素A与人和动物视觉功能的强弱有着密切的联系。因此,若是维生素A缺乏则常见症状就是夜盲症和视力减退;严重时可导致全盲。在我国唐代孙思邈的《备急千金要方》中有用动物肝脏治疗夜盲症的记载,虽然古人并不知道动物肝脏里富含这种营养物质。

维生素A还可以帮助维持上皮细胞的结构,当维生素A不足或缺乏时,上皮细胞表面层发生细胞变扁、干燥、角质化等一系列变化。这些变化削弱了鼻、咽、喉、胃肠和泌尿生殖系统中的上皮细胞防止细菌侵袭的能力,而易于感染。在儿童,极易合并发生呼吸道感染及腹泻。有的肾结石也与泌尿道角质化有关。

同时它还能发挥生长激素的作用,而对于儿童来说,缺乏时会严重影响骨骼的生长和发育,特别是对长骨。缺乏维生素A将会使骨变得又短又厚,使其失去正常结构。

由此可见,维生素 A 对人很重要,但是脂溶性的维生素 A 在体内代谢速度很慢,过量摄入的维生素 A 会以视黄醇的形式储存在人体肝脏中,时间长了会引起慢性的肝损害;如果一次性摄入的剂量太大,还会引发急性中毒,严重的甚至会导致死亡。根据规定:维生素 A 每日推荐摄入量为(视黄醇形式):男性为 800 微克 RAE/ 天,女性为 700 微克 RAE/ 天。

因此,我们需要保证维生素 A 适宜的摄入量。维生素 A 良好的直接补充来源除了动物肝脏,还有鱼肝油、鱼卵、全奶、奶油、禽蛋等;此外,植物性食物能够提供类胡萝卜素,类胡萝卜素可以在体内通过转化间接形成视黄醇发挥生理功能。这些物质主要存在于深绿色或红黄橙色的蔬菜和水果中,如青花菜(即西蓝花)、菠菜、苜蓿、空心菜、芹菜叶、胡萝卜、红心红薯、辣椒、芒果、杏及柿子等。

17. 维生素 D 缺乏会有哪些危害

科学家们认识维生素 D 是在 20 世纪 30 年代初,发现多晒太阳或食用紫外线照射过的橄榄油、亚麻籽油等可以抗佝偻病,他们进一步研究发现并命名人体内抗佝偻病的活性组分为维生素 D。

而大多数人认识维生素 D 可能都是与补钙有关。从小如果觉得有个腰酸背痛腿抽筋都觉得是缺钙了,所以这个概念给我们留下了深深的烙印。先不说把这些症状都归结于缺钙对不对,即使需要补钙,我们在天天补钙的同时,可能忽略了一个重要的问题——补进去钙就能被吸收吗?

补钙是为了骨骼的健康,从口服钙到沉积在骨骼上的几个环节都需要维生素 D 参加。钙的吸收与维生素 D 的多少密切相关。维生素 D 可以促进小肠黏膜对钙的吸收,进一步通过促进和维持血浆中适宜的钙、磷浓度,满足骨钙化过程的需要。还可以通过促进重吸收,减少钙、磷的流失,从而保持血浆中钙、磷的浓度。因此,当维生素 D 缺乏时,会导致肠道吸收钙、磷减少,肾小管对钙和磷的重吸收减少,影响骨钙化,造成骨骼和牙齿的矿物质异常。在婴幼儿,可引起佝偻病——以钙、磷代谢障碍和骨样组织钙化障碍为特征;在成人使成熟骨矿化不全,容易发生骨质软化症,主要表现为骨质软化,容易变形,孕妇骨盆变形可致难产。

在绝经后有骨质疏松的女性,一般建议是每天补充 1 200 毫克的钙和

800 国际单位的维生素 D,最好是维生素 D_3。其他人怎么补,一般认为最多不要超过上述的剂量,但维生素 D 的安全剂量是每天不超过 4 000 国际单位。

那么我们到底如何补充呢?首先要多晒阳光,身体在受到紫外线的照射之后,胆固醇会转化为维生素 D,多晒太阳可以补充维生素 D,一般每次晒太阳的时间把握到 20~25 分钟。其次维生素 D 主要存在于海水鱼(如沙丁鱼)、肝脏、蛋黄等动物性食品及鱼肝油制剂中。人奶和牛奶是维生素 D 较差的来源,蔬菜、谷类及其制品和水果只含有少量的维生素 D 或几乎没有维生素 D 的活性。

19. 脚气病与营养缺乏有关吗

脚气病多为缓慢发生,初期人多不觉,仅感两脚软弱无力,行动不便,极似痿症,应加以区别。渐而双脚顽痹,肿或不肿,或齿环,或刺痛。待病发展,根据是否有肿,将肿者定义为湿脚气,不肿者定义为干脚气。脚气病的发生与维生素 B_1 缺乏有关,临床上根据年龄差异分为成人脚气病和婴儿脚气病。

维生素 B_1 又称硫胺素、抗脚气病因子、抗神经炎因子等,食物中的维生素 B_1 有游离形式、硫胺素焦磷酸酯和蛋白磷酸复合物三种形式,具有构成辅酶,维持体内正常代谢,促进肠胃蠕动,影响神经组织的作用,成人脚气病早期症状较轻,主要表现有疲乏、淡漠、食欲差、恶心、忧郁、急躁、沮丧、腿沉重麻木和心电图异常。一般将其分成三型:①干性脚气病,以多发性周围神经炎症为主。②湿性脚气病,多以水肿和心脏症状为主,处理不及时则会导致心力衰竭。③混合型脚气病,即又有神经炎又出现心力衰竭和水肿。此外,长期酗酒的人群还极易由酒精中毒而引起 B 族维生素缺乏导致 Wernicke-Korsakoff 综合征,是一种神经脑病综合征,也称为脑型脚气病。

婴儿脚气病多发生于 2~5 月龄的婴儿,多是由于乳母维生素 B_1 缺乏所致。婴儿先天性脚气病发病原因通常是母亲孕期缺乏维生素 B_1,主要症状有青紫、吮吸无力、嗜睡。

中国营养学会对维生素 B_1 的推荐摄入量为成年男子 1.4 毫克／天,成年女子 1.3 毫克／天,维生素 B_1 广泛存在于天然食物中,动物内脏(肝、心、肾)、瘦肉、禽蛋中含量较多。含量丰富的食物有:谷类、豆类及干果类。但受加工方式、烹调等多因素的影响,如越精细的食物,损失越多。由于维生素 B_1 具有水溶性,碱性条件下易分解的特性,所以过分淘米或烹调中加碱也会导致

维生素 B_1 大量流失。一般温度下烹饪食物维生素 B_1 损失不多，高温烹调时会损失 10%~20%。

19. "三 D" 综合征与哪种营养素缺乏有关

所谓"三 D"症状其典型症状是皮炎、腹泻和痴呆。当烟酸缺乏时，体内辅酶Ⅰ和辅酶Ⅱ合成受阻，导致某些生理氧化过程发生障碍，即出现烟酸缺乏症癞皮病。

烟酸又称维生素 B_3、尼克酸，参与氨基酸、蛋白质、葡萄糖的代谢。是维生素最稳定的一种，一般烹调加工损失极小，但会随水流失。烟酸缺乏的主要原因是：①摄入不足，常见于以玉米为主食的人群，玉米中的烟酸为结合性，不易分解为人体所吸收；且玉米中缺乏色氨酸，容易发生烟酸缺乏症。②药物和生活习惯影响，如酗酒，饮食不规律或者服用一些抗癌药物等。③胃肠道疾病，如长期腹泻、幽门梗阻、慢性肠梗阻等疾病。④先天性缺陷。

中国居民膳食烟酸的推荐摄入量：成年男子 14 烟酸当量／天，成年女子13 烟酸当量／天。出现了烟酸缺乏的症状该如何补充呢？烟酸广泛存在于各种动植物性食物中。植物性食物中存在的主要是烟酸，动物性食物中存在的主要是烟酰胺。烟酸和烟酰胺在肝、肾、瘦禽肉、鱼、全谷物以及坚果类中含量丰富；乳和蛋中的烟酸含量虽低，但色氨酸含量较高，在体内可转化为烟酸。

20. 维生素 B_5 缺乏有哪些临床表现

维生素 B_5 又称泛酸。其广泛存在于自然界，为什么这么说呢？维生素 B_5 几乎存在于所有的活细胞中，在原核生物、真菌、霉菌和植物的细胞内可以通过酶促反应合成。生物体还可以通过依赖 Na^+ 的多维生素转运体将维生素 B_5 转运到细胞内。它参与了三大营养素的代谢，以及抗体的合成，可以增强人体免疫力；除此之外，泛酸还促进某些激素的形成，尤其和肾上腺素、胰岛素分泌相关，一般不易发生缺乏病。

泛酸缺乏通常与三大宏量营养素和其他维生素摄入不足伴随发生。人体内缺乏维生素 B_5 最明显的特征就是会出现四肢神经痛综合征，这种病症主要表现为脚趾麻木，脚有烧灼性疼痛感，走路摇晃不定。

泛酸缺乏会导致机体代谢受损，包括脂肪合成减少和能量产生不足。泛酸缺乏者依其缺乏程度不同可显示不同的体征和症状,其中包括易怒(急躁)、头痛、抑郁、坐立不安、疲劳、冷淡、不适、睡眠不良、恶心、呕吐和腹部痉挛、麻木(失去知觉或注意力不集中)、麻痹、肌肉痉挛(抽筋)、手脚感觉异常、肌无力和步态摇晃、低血糖症。面对压力时,肾上腺无法分泌足够的肾上腺素来对抗压力;也有人发生葡萄糖耐量改变、对胰岛素敏感性增加和抗体产生减少。

《中国居民膳食营养素参考摄入量(2013版)》成人适宜摄入量为5.0毫克/天,孕妇为6.0毫克/天,乳母为7.0毫克/天。维生素 B_5 广泛分布于各种动、植物食物中,来源最丰富的食品是肉类(心、肝、肾等内脏特别丰富)、蘑菇、鸡蛋和坚果类;其次为大豆粉和小麦粉;精制食物及蔬菜与水果中含量相对较少。

21. 脂溢性皮炎可能是缺乏维生素 B_6 惹的祸

维生素 B_6 是吡啶的衍生物,以三种形式天然存在,即吡哆醇,吡哆醛,吡哆胺。其在碱性环境下易被破坏,各种形式对光都较敏感。维生素 B_6 的功能涉及到脑和组织中能量的转化、核酸代谢内分泌功能等,维生素 B_6 还参与神经系统中多种酶反应。缺乏维生素 B_6 容易出现抑郁、易怒的情况。维生素 B_6 还参与体内抗体的合成。缺乏维生素 B_6,人体的免疫卫士白细胞会减少,免疫能力也跟着下降。另外,维生素 B_6 和维生素 B_2 一样,也参与同型半胱氨酸的代谢,缺了它也会增高心血管疾病的风险;并且出现高同型半胱氨酸血症和高尿酸血症,易发生感染,尤其为泌尿系统的感染。

维生素 B_6 缺乏可致眼、鼻与口腔周围皮肤脂溢性皮炎,是发生在皮脂溢出基础上的慢性炎症性皮肤病,可扩展至面部、前额、耳后、阴囊及会阴等处,典型临床症状还有小细胞性贫血、巨幼红细胞贫血、癫痫样惊厥及精神错乱等。

中国营养学会推荐的维生素 B_6 的适宜摄入量成年人为1.2毫克/天,若口服避孕药或用异烟肼治疗结核时,维生素 B_6 量需增加。维生素 B_6 广泛存在于动植物食物中,豆类、畜肉和鱼类等食物中含量丰富。

22. 生物素缺乏可能会让眉毛、睫毛、头发都脱光吗

生物素又称维生素H、维生素 B_7,它辅助细胞增殖,对染色体结构产生影响。不仅有助于维持毛发的生长,还能调节精神系统、免疫系统和维持血糖稳

定。生物素缺乏早期表现有口腔周围皮炎、结膜炎、脱毛、舌乳头萎缩、黏膜变灰、皮肤干燥、麻木、精神沮丧等,生物素缺乏者会出现头发稀少。发色变浅的情况,个别严重者,可在3~6个月时眉毛、睫毛、头发都脱光,成为"生物素缺乏脸"。

正常情况下,成人不会缺乏生物素。缺乏主要有以下原因:①饮食上经常生食或开水冲鸡蛋;②长期服用抗生素,磺胺类抗菌消炎药可以抑制肠道细菌合成生物素;③长期全静脉营养忽视在输液中加入抗生素;④长期服用苯妥英钠、苯巴比妥等抗惊厥药物是导致生物素缺乏的主要原因。哺乳期婴儿可能会发生生物素缺乏症,最典型的是婴儿脱屑性红皮病和脂溢性皮炎,还伴有食欲减退、肌肉痛、贫血等现象。

成人生物素的适宜摄入量为40微克/天。个别食物中生物素的含量高,例如蜂王浆和酿酒酵母。牛奶、肝脏、鸡蛋和一些蔬菜是人体生物素的重要天然来源。

23. 为什么在备孕和孕期要补充叶酸

叶酸最初是从菠菜叶子中分离出来的,因故得名。叶酸也称维生素 B_9 和维生素 M。天然存在的叶酸大多是还原形式的叶酸,即二氢叶酸和四氢叶酸,但只有四氢叶酸才有生理功能。

叶酸缺乏时会导致巨幼红细胞贫血,导致孕妇先兆子痫和胎盘早剥的发生率增高,胎盘发育不良导致自发性流产。叶酸缺乏尤其是患有巨幼红细胞贫血的孕妇,易出现胎儿宫内发育迟缓、早产和新生儿低出生体重。孕早期叶酸缺乏可引起胎儿神经管畸形,主要表现为脊柱裂和无脑畸形等中枢神经系统发育异常。

因此,中国居民膳食指南建议:孕前每天补充400微克叶酸,持续3个月,可使红细胞叶酸浓度达到有效预防子代神经管畸形发生的水平;孕期继续每天补充叶酸400微克,可满足机体的需要。

叶酸广泛存在于动植物食品中,其良好的食物来源有肝脏、肾脏、蛋、蚕豆;芹菜、花椰菜、莴苣等蔬菜;柑橘、香蕉等水果及其他坚果类。

24. 叶酸与高同型半胱氨酸血症有什么关系

膳食中缺乏叶酸会使同型半胱氨酸向胱氨酸转化受阻,从而使血中同型半胱氨酸水平升高,形成高同型半胱氨酸血症。高浓度同型半胱氨酸是动脉硬化和心血管疾病发病的一个独立危险因素。

另外，膳食叶酸摄入不足与某些癌症如结肠癌、前列腺癌及宫颈癌有关。所以就算不是孕妇，也应摄入足够的叶酸。不过也不能补充太多叶酸，不然会阻碍微量元素锌的吸收。

25. 维生素含量较多的食物有哪些

动物的肝、牛奶、奶油、鱼肝油及有色蔬菜如胡萝卜、西红柿等富含维生素 A；米糠、麦麸、豆、花生含有维生素 B_1，人体肠内和酵母也可合成一部分；而肝、蛋、乳类、蔬菜和酵母富含维生素 B_2；维生素 B_{12} 的主要来源是动物食品、肝、肾和肉类；各种水果和新鲜蔬菜富含维生素 C；叶酸来源于绿叶蔬菜、肝、肾、酵母、肉、鱼和乳类也含有少量（表 1）。

表 1　维生素的功用、需要量及来源

维生素名称	功用	婴幼儿维生素每日摄入量（RNI 或 AI）	来源
维生素 A（脂溶性）	促进生长发育，维持及增加皮肤、眼、黏膜（尤其呼吸道、消化道）的完整性及抵抗力，间接抵抗感染	300～350 微克 RAE	动物肝脏，鱼肝油，乳类，深色蔬菜、水果
维生素 D（脂溶性）	调节钙磷代谢，促进骨骼、牙齿的发育	10 微克	动物肝脏，蛋类，鱼肝油
维生素 E（脂溶性）	调节蛋白、脂肪代谢，保护红细胞膜，似与生育有关	3～6 毫克 α-TE	深色蔬菜，豆类
维生素 K（脂溶性）	刺激凝血物质的生成，帮助凝血	2～30 微克	动物肝脏，蛋类，豆类，深色蔬菜；部分可由肠道细菌合成
维生素 B_1	促进生长发育，调节糖类代谢及全身各系统的功能，维持神经、心肌的活动及胃肠蠕动	0.1～0.6 毫克	谷薯类、豆类、花生、肠内细菌和酵母可合成一部分
维生素 B_2	参与蛋白质、脂肪与糖的代谢，维持皮肤、口腔及眼的健康	0.4～0.6 毫克	动物肝脏，蛋类，乳类、新鲜蔬菜

续表

维生素名称	功用	婴幼儿维生素每日摄入量（RNI 或 AI）	来源
维生素 B_6	参与神经、氨基酸及脂肪代谢	0.2～0.6 毫克	常见于各种食物中
维生素 B_{12}	促进细胞及细胞核的成熟,对造血和神经组织的代谢起重要作用	0.3～1.0 微克	动物性食品,肉类、动物内脏、鱼、禽、蛋类
维生素 C	参与机体各种代谢过程,对增强机体抵抗力及红细胞的生成都有重要作用	40 毫克	新鲜水果及蔬菜
维生素 PP（烟酸）	维持和促进皮肤、黏膜、神经、消化道的健康与功能	2～6 毫克 NE	动物性食物,谷类,花生
叶酸	参与细胞的代谢,与维生素 C 合用有似维生素 B_{12} 的作用	65～160 微克 DFE	绿色蔬菜,动物肝脏

26. 不同人群钙缺乏有什么表现

　　钙是人体含量最多的无机元素,正常成人体内含钙总量相当于体重的2.0%,大部分集中在骨骼和牙齿中,骨骼和牙齿中的钙为矿物质形式,软组织、细胞外液和血液中的钙以离子状态分布统称为混溶钙池。维生素 D、乳糖、氨基酸有利于钙的吸收;草酸盐与植酸盐(某些蔬菜如菠菜、苋菜、竹笋中的草酸与钙形成草酸钙)等不利于钙吸收。钙对骨骼正常生长发育、保持骨骼健康,以及对维持正常的神经肌肉活动都必不可少。

　　在婴儿期以及儿童时期获得充足的钙质,不仅可以保证儿童目前的健康,可能还会推迟或预防老年时期的骨质疏松。婴幼儿及儿童如果长期钙缺乏和维生素 D 不足,可导致生长发育迟缓、骨软化、骨骼变形,严重缺乏者可导致佝偻病,出现 O 形腿或 X 形腿、肋骨串珠、鸡胸等症状。钙摄入不足者易患龋齿,影响牙齿质量。营养和基因共同决定着孩子的身高,单独看钙营养,对身高没有影响。无论是在宝宝出生前给妈妈补钙,还是在宝宝出生后,以及儿童期补钙,对孩子的身高均没有影响。"营养"是均衡的营养搭配,没有任何一种营养素比另外一种更加重要。6个月前,只要是科学喂养的宝宝,都不可能会缺钙。但对于那些纯母乳喂养,又不怎么晒太阳的宝宝来说,建议每天补充400国际单位的维生素D,以保证钙的吸收。6个月后合理添加辅食,并且每天保证约600毫升的母乳或配方奶,就足以提供这个年龄段小朋友所需的钙质了。1~2岁保证奶制品供给和合理饮食搭配,也无需额外补钙,牛奶及奶制品是大宝宝的最佳钙源。对于那些因牛奶蛋白过敏或其他原因不得不避免饮用牛奶或奶制品的孩子,可选择特殊医学用途配方奶粉。

中老年人随年龄增加,骨骼逐渐脱钙,尤其绝经妇女因雌激素分泌减少,钙丢失加快,易引起骨质疏松症。

成人钙的推荐摄入量为800毫克/天,可耐受最高摄入量为2000毫克/天。我国居民钙缺乏的发生率较高,与膳食中钙摄入量不足、质量差以及钙吸收率受诸多因素影响有关。钙的良好食物来源有:奶制品及豆制品、虾皮虾米等。对钙有特殊需求的人群,在无法通过正常膳食摄入充足的钙时,可采用强化食品和钙补充剂,同时应注意防止过量钙的摄入,过量钙的摄入可能增加肾结石的危险性。

27. 缺铁只会带来缺铁性贫血吗

铁在人体内的总量为3~5克,包括功能性铁和储存铁,铁的主要储存形式是功能性铁,储存铁以铁蛋白和含铁血黄素的形式存在于肝、脾和骨髓中;铁具有参与体内氧的运送和组织呼吸过程,维持正常的造血功能以及参与其他重要功能的作用。维生素C、某些单糖、有机酸、动物肉类、肝脏有利于铁的吸收。

铁缺乏是一种营养缺乏病,铁的缺乏可导致缺铁性贫血,宝宝长期缺铁会引起缺铁性贫血,同时由于营养物质得不到有效运输,还会直接影响到宝宝的身体和智力的发育。

体内缺铁可分三个阶段:铁减少期、红细胞生成缺铁期以及缺铁性贫血期,铁缺乏可以引起含铁酶减少或铁依赖酶活性降低,导致细胞呼吸障碍,影响组织器官功能,食欲下降。缺铁的儿童易烦躁,对周围事物不感兴趣,身体发育受阻,体力下降,记忆力、注意力调节障碍,学习能力下降等。成人表现为冷漠呆板,当血红蛋白持续降低时,会出现面色苍白、疲劳乏力、头晕、心悸、指甲薄脆、反甲等。

　　婴儿出生4个月后,体内储存铁等营养素往往被消耗殆尽,加上母乳含铁量降低的原因,婴儿必须从辅食中获得足够的铁等营养素以满足生长需要。所以当婴儿6个月开始添加辅食后,就应该吃富含铁的食物了,如动物类食物肉泥、猪肝泥、铁强化米糊等。

　　膳食铁的参考摄入量根据年龄和生理状态的不同而不同,成年健康女性由于月经期间损失较多铁,故每日的铁供给量应该高于成年健康男性,孕妇和乳母对铁的需求量也大大增加。动物性食物中含有丰富的血红素铁,包括动物肝脏(如猪肝)、动物全血、畜肉类(如猪肉、牛肉、鸡胗),除动物性食物外,富含铁的米糊、豆类、红枣、山药、菠菜、海带、木耳等也是高铁类食物。牛奶及奶制品是贫铁食物,且吸收率不高。

29. 孩子缺锌会有哪些问题

　　锌广泛分布于人体组织器官、体液及分泌物中,尤以视网膜、胰腺、前列腺含量为高。锌对于个体的生长发育、智力发育、免疫功能、生殖功能、消化功能、物质代谢等都具有非常重要的作用。

　　人类锌缺乏体征是一种或多种锌的生物学功能降低的结果,锌缺乏表现为生长缓慢、皮肤伤口愈合不良、垂体调节功能障碍、味觉障碍、胃肠道疾病、免疫功能减退等,锌缺乏可影响细胞核酸蛋白的合成、味蕾细胞更新、黏膜增生、角化不全、唾液中磷酸酶减少,从而导致儿童食欲减退、异食癖、生长发育停滞等症状,严重的话,甚至会导致侏儒症以及智力低下。

　　锌缺乏的原因包括:膳食锌长期摄入不足,如偏食等不良饮食习惯;机体吸收动用降低,如患胃肠性疾病、慢性肝肾疾病等;饮食结构不合理,如摄入过高的钙、铁、铜,偏食植物性食物,其含有的植酸、鞣酸及纤维素等阻碍锌的吸收等影响;特殊生理阶段需要量增加,如孕期、哺乳期;锌的丢失增加,如长期慢性腹泻、肾病、急性感染、糖尿病及某些利尿药物使用。而高蛋白质、维生素D_3、葡萄糖、有机酸(苹果酸、枸橼酸等)中等含量磷酸等促进机体对锌的吸收。

　　锌的生理作用剂量带和毒作用剂量带相距较远,一般膳食不易发生锌中毒。但盲目过量补锌或食用被镀锌罐头污染的食物和饮料而引起锌过量或中毒。过量的锌会干扰铁、铜等其他微量元素的吸收利用,影响中性粒细胞和巨噬细胞活力,降低免疫功能。

锌的食物来源较广泛,但含量差异较大,动物性食物含锌量高于植物性食物且生物利用率更高。贝壳类海产品(如海蛎肉、牡蛎、蛏干、扇贝)、红肉类(牛肉、羊肉、猪肉)及动物内脏等是锌的良好来源。蛋类、豆类、谷类胚芽、坚果类、芝麻、花生等含锌量也较高。蔬菜和水果的含锌量则较低。

29. 健康的"硒硒相关"你知道吗

硒广泛分布在人体各组织器官和体液中,肾中硒浓度最高,其次是肝脏,血液中相对较低,最低的是脂肪组织,是谷胱甘肽过氧化物酶的组成成分,具有保护心血管和心脏的健康,有毒重金属的解毒作用。硒缺乏是克山病的重要原因,临床特征为心肌凝固性坏死,伴有明显心功能不全和心律失常、严重者可发生心源性休克或心力衰竭,病死率极高,缺硒也与大骨节病有关,大骨节病是一种多发的、变形性、地方性的骨节病,主要发生于青少年,补硒能防止该病的发生,缺硒还可影响机体免疫功能,硒摄入过多会引起中毒,主要表现为恶心、呕吐,头发脱落和指甲变形脱落,皮肤损伤及神经系统异常,肢端麻木和抽搐等,严重可致死亡,补硒过量也是不可取的,补硒过量可能患"晕倒症""碱土病"。

依根据预防克山病的"硒最低日需要量",健康成年男性 19 微克 / 天。女性 14 微克 / 天。考虑乳母哺乳过程会丢失硒,需要增加 15 微克 / 天。海产品和动物内脏是硒的良好来源。如鱼子酱、海参、牡蛎、蛤蜊和猪肾等。食物中的含硒量随地理环境的不同而异,特别是植物性食物的硒含量与地表土壤层中硒元素的水平有关。在体内的吸收分布受到性别、年龄、健康以及硒的化学形式和量等多因素的影响。

30. 智慧元素——碘到底有何作用呢

碘是人体必需的微量元素,在自然界中以海水中碘量最为丰富和稳定,而陆地含碘量少且不均匀。碘主要参与甲状腺素的合成,通过甲状腺素的作用表现出碘的作用,甲状腺含碘量随年龄、碘摄入量及腺体的活动性不同而有所差异。机体的碘缺乏与生存的地理环境缺碘造成食物及饮水缺碘有关。长期碘摄入不足或长期摄入含抗甲状腺素因子的食物,如十字花科植物中的甘蓝、花菜、萝卜,其中含有 β- 硫代葡萄糖苷等会干扰甲状腺对碘的吸收利用,从而引起碘的缺乏。碘缺乏可引起甲状腺功能紊乱,导致一系列异常表现,统称为碘缺乏性疾病。孕产妇缺碘会影响胎儿的神经系统、肌肉组织发育,引起流产、胎儿畸形和死亡。婴幼儿缺碘可引起生长发育迟缓、智力低下,严重者发生克汀病,又称呆小症。成人碘缺乏的典型症状为甲状腺肿大,如果碘缺乏严重,或肿大的甲状腺代偿性合成的甲状腺素仍达不到正常水平,甲状腺的功能就会减退。缺碘最严重的危害是对智力造成的不可逆损伤,所以对缺碘的防治是非常重要的。

　　人体所需的碘主要来自于食物,海洋生物含碘丰富,例如海带、紫菜、海蜇、龙虾、虾皮、海参等,陆地食品中动物性食品含碘量高于植物性食品,蛋、奶含碘量相对稍高,其次为肉类。膳食碘是人体碘的主要来源,其次是饮水和强化碘盐。

　　为了预防碘缺乏对健康的危害,我国从 20 世纪 90 年代实施食盐加碘的措施,有效地控制了碘缺乏病的流行。除高水碘地区外,所有地区都应推荐食用碘盐,尤其有儿童、青少年、孕妇、乳母的家庭,更应食用碘盐,预防碘缺乏。

31. 为什么强调孕妇吃碘盐

　　碘是在孕期不可或缺但又容易被忽视的微量元素。碘是人体合成甲状腺激素所需的物质,而这种激素又是胎儿、婴儿以及儿童的发育所必需的,它对神经的发育尤为重要。孕产妇和哺乳期妇女如果缺碘,可能会对婴幼儿的大脑和神经发育造成负面的影响。孕产妇缺碘会影响胎儿的神经系统、肌肉组织发育,引起流产、胎儿畸形和死亡。婴幼儿缺碘可引起生长发育迟缓、智力低下,严重者发生克汀病,又称呆小症。大脑和神经系统发育早期的损害通常是不可逆转的,并且会对今后孩子的智力造成影响。

　　我们身体里的碘储存在甲状腺,因为储量有限,若膳食不合理易导致碘缺乏。孕期和哺乳期女性的碘需求有所增加。中国营养学会发布的《中国居民膳食营养素摄入量(DRIs)》中规定孕期 230 微克 / 天和哺乳期 240 微克 / 天。孕期和哺乳期对碘的推荐摄入量比一般人分别高 110 微克 / 天和 120 微克 / 天。考虑到早孕反应的影响,建议备孕期和孕期妇女除食用碘盐外,每周摄入 1~2 次富含碘的海产食品,如:海带、紫菜、贻贝(淡菜)等。可提供 110 微克碘的常见食物有：裙带菜（干品，0.7 克）、紫菜（干品，2.5 克）、贝类（30 克）、海带（鲜品或水发品，100 克）。

32. 很少缺乏的磷你缺了吗

磷是人体含量较多的元素之一，稍次于钙排第六位。成人体内含 600～900 克的磷，占人体重的 1%，它不但构成人体成分，而且参与生命活动中非常重要的代谢过程。大部分磷分布于骨、牙组织，主要存在形式为无机磷酸盐；少部分分布于全身软组织细胞中，如骨骼肌的膜与组织结构、皮肤、神经组织和器官等，都以有机磷的形式存在，还有磷蛋白、磷脂等形式；极少部分分布于组织间液和血浆中。

一般不会由于膳食原因引起营养性磷缺乏，但也有例外，如早产儿仅母乳喂养，人乳磷含量较低，并不能满足早产儿骨磷沉积的需要，主要表现为佝偻病样骨骼异常；在临床上长期使用大量抗酸药、肾小管重吸收障碍或是禁食者易出现磷的缺乏，严重的情况下发展为低磷酸血症，出现厌食、贫血、肌无力、骨痛、佝偻病和骨软化、全身虚弱、对传染病的易感性增加、感觉异常、共济失调、精神错乱甚至死亡。过度使用肠外营养而未补充磷的患者也可发生磷缺乏。还有几种罕见的磷缺乏情况，可能与代谢或遗传异常有关，如低磷酸盐血症性佝偻病、糖尿病酮症酸中毒。

肠道酸度增加有利于磷的吸收，维生素 D 也有利于升高血清中无机磷酸盐；中国营养学会提出成年人膳食磷的适宜摄入量为 700 毫克 / 天，磷在食物中的分布很广泛，食物中动植物的细胞中，都含有丰富的磷，磷是与蛋白质并存的，瘦肉、蛋、奶、动物的肝、肾含量都很高，海带、紫菜、芝麻酱、花生、干果类、坚果、粗粮含磷也较丰富。但粮谷类食物中的磷为植酸磷，不经过加工处理，吸收利用率低。

33. 你"镁"对了吗

正常成人身体镁总含量约 25 克，其中 60%～75% 存在于骨骼，27% 分布于软组织，体内的镁以细胞外液部分转换最快，其次为细胞内镁。骨组织的镁转换很慢，但骨组织的镁都在羟磷灰石结晶的表面，可以与周围交换，所以是巨大的镁库，对维持血镁水平有一定作用。

食物中的镁在整个肠道都可以被吸收(主要是在空肠末端与回肠部位吸收),影响镁吸收的因素很多,首先是膳食中摄入量的多少,摄入少时吸收率增加,摄入多时吸收率降低。膳食中促进镁吸收的成分有氨基酸、乳糖等,氨基酸可以增加难溶性镁盐的溶解度,所以蛋白质可以促进镁吸收;抑制镁吸收的主要成分有过多的磷、草酸、植酸和膳食纤维。另外,饮水量多时对镁离子的吸收有明显的促进作用。

引起镁缺乏的原因很多,主要有镁摄入不足(如饥饿)、吸收障碍(慢性消化道疾病)、丢失过多(肾小管、内分泌等疾病)及长期缺镁的肠外营养治疗。镁缺乏在临床环境中更为常见,短暂的新生儿低镁血症多见于如宫内发育迟缓和母乳患有糖尿病、低磷血症或甲状旁腺功能亢进的婴儿。发生在婴儿早期伴抽搐的严重低镁血症,可能是由于镁在肠道先天性的吸收缺陷,需要长期补镁。

此外,镁缺乏还可见于心脏手术后、大量输血、饥饿患者重新进食、糖尿病酮症酸中毒的治疗、呼吸性酸中毒的迅速纠正等。在重症监护病房低镁血症与死亡率的增加有关。

镁可以维护骨骼生长和神经肌肉的兴奋性,能够维护胃肠道疾病;镁摄入不足,吸收障碍,丢失过多等可使机体镁缺乏,镁缺乏可致神经肌肉兴奋性亢进,低镁血症患者可有房室性早搏、房颤及室颤,半数有血压升高,镁缺乏也可导致胰岛素抵抗和骨质疏松。

正常情况下,肠、肾及甲状旁腺等能调节镁代谢,一般不易发生镁中毒,但肾功能不全、糖尿病酮症酸中毒早期、肾上腺皮质功能不全、黏液水肿等发生血镁升高时可见镁中毒,过量镁的摄入会伴有恶心、胃肠痉挛等胃肠道反应,更严重的会出现嗜睡、肌无力、膝腱反射弱、肌麻痹甚至深腱反射消失、呼吸肌麻痹、心搏停止。孕妇用镁剂治疗时,可导致胎儿因血镁突然升高而死亡;偶尔大量注射或口服镁盐可引起高镁血症,尤其在脱水或伴有肾功能不全者中更为多见。血清镁高于 1.03 毫摩尔/升(25 毫克/升)为高镁血症。

中国营养学会提出的成年人镁适宜摄入量为 350 毫克/天。镁普遍存在于各种食物中,但含量差别很大,绿叶蔬菜、大麦、黑米、荞麦、口蘑、木耳、香菇等食物含镁较丰富。糙粮、坚果也含有丰富的镁,肉类、淀粉类、奶类食物镁含量属中等,精制食品中镁含量一般很低。除食物之外,从饮水中也可以获得少量的镁,硬水中含有较高的镁盐,但软水中含量相对较低。

34. 钾与高血压及心血管疾病有关系吗

钾离子是人体必需的营养素之一,也是细胞内最多的阳离子,在细胞外液中的钾离子仅占钾离子总量2%。钾离子在维持细胞功能中起着关键作用,特别是对兴奋性细胞如肌肉和神经细胞的跨膜电化学梯度有显著影响。钾离子在细胞内外的浓度梯度决定了细胞膜的电位差,细胞膜的静息电位基本等于钾离子的平衡电位,这主要是通过钠钾泵来实现的。钠钾泵有两个亚基,其中大亚基通过与三磷酸腺苷(ATP)结合,ATP水解释放能量,使3个钠离子排出到细胞外,2个钾离子进入细胞内,此维持细胞内外电化学梯度。其次,心肌细胞的钾离子对于维持心肌细胞的兴奋性、自律性、传导性有非常重要的作用。钾离子缺乏可使心肌细胞兴奋性增强,钾离子过少又会使心肌传导性、自律性受到抑制,二者都会导致心律失常。最后,高钾能拮抗高钠所致的高血压。钾离子主要存在于水果蔬菜中,人体通过小肠来吸收,但是大多数的钾离子都以不同的方式排出体外。

一些实验研究分析表明,随着补钾量的增加,血压会显著降低;而且在补钾时间长的个体中,血压降低更明显。还有研究表明随着摄入钾增加,81%的受试者可以服用比平时较少的降压药,并且其中38%的受试者已经不需要服用降压药。

对于大多数高血压患者可以通过食物补充钾。许多流行病学研究表明饮食是血压控制的关键组成部分,目前的研究证明,增加膳食中钾含量可显著降低盐敏感者的血压。在老年高血压的诊断与治疗中国专家共识(2017版)诊治要点中,鼓励老年人吃富含钾的食物。中国营养学会提出的每日膳食中钾的"安全和适宜的摄入量"为初生婴儿至6个月每人为350~925毫克,1岁以内每人为425~1275毫克,1岁以上儿童(儿童食品)每人为550~1650毫克,4岁以上每人为775~2325毫克,7岁以上每人为1000~3000毫克,11岁以上青少年(少年食品)每人为1525~4575毫克,成年男女为1875~5625毫克。

35. 氟缺乏与氟过量有什么危害

氟是人体必需微量元素,对骨骼和牙齿的形成与代谢具有重要作用,能降低儿童和成年人龋齿患病率。同时,氟过量可引起中毒,可导致氟骨症,造成骨与牙齿的损害。

氟缺乏能影响牙齿和骨骼的正常结构与功能。由于牙釉质中不能形成氟磷灰石,容易被微生物、有机酸和酶侵蚀而发生龋齿。老年人氟缺乏,能影响钙磷利用,导致骨质疏松症发病增加,氟对骨质疏松有一定预防作用。在低氟供水地区,龋齿和老年人骨质疏松症发病增加。

摄入过量的氟可引起急性中毒和慢性中毒。急性中毒多见于特殊工业环境导致,一般很少见,主要介绍慢性中毒。慢性氟中毒多发生在高氟地区,通过长期饮用高氟水(每人每日摄入总氟量超过 4~5 毫克),氟在体内蓄积并发生慢性中毒。在我国多个省的一些地区有流行。氟中毒是以骨骼和牙齿损害为主的一种全身性疾病,主要表现为氟牙症(氟斑牙),氟牙症多发生在恒牙,以门牙明显,牙齿表面变得粗糙,失去光泽,并有浅黄色、黄褐色或棕黑色的斑块与花纹,牙质变脆,易缺损。它是氟中毒的早期表现,患有氟牙症者不一定发生氟骨症,而在成年人进入高氟地区者,能引起氟骨症,但不一定有氟牙症。摄入的氟量越高,发病程度也越严重。氟骨症主要表现为四肢、脊柱关节持续性疼痛,多为酸痛,重者可有刺痛或刀割样疼痛。疼痛无游走性,且与天气变化无关。关节活动受限,但局部无炎症。部分人有肢体麻木,皮肤蚁走感,知觉减退等。患者有肢体变形,胸腰椎弯曲呈弯腰驼背畸形,妇女骨盆变形,重者有长骨变形,肌肉萎缩。

人体每日摄入的氟大约 65% 来自饮水,30% 来自食物。《中国居民膳食营养素参考摄入量(2013 版)》中,氟仅可制订适宜摄入量,即成年人为 1.5 毫克 / 天,可耐受最高摄入量(UL)为 3.5 毫克 / 天,我国规定饮用水含氟量标准为 0.5~1 毫克 / 升。

一般情况下,动物性食物中氟含量高于植物性食品,海洋动物中氟含量高于淡水及陆地食品,鱼(鲱鱼 28.50 毫克 / 千克)和茶叶(37.5~178.0 毫克 / 千克)氟含量很高。

二、临床防治篇

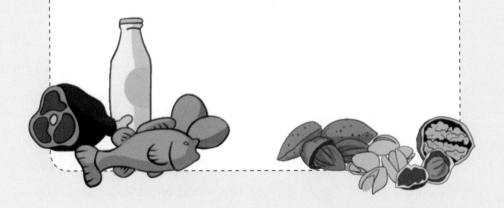

1. 引起医源性营养不良的原因有哪些

（1）临床医师对营养与免疫功能关系的重要性认识不足，只重视药物治疗，忽视营养治疗。

（2）没有及时给患者开出合理的饮食处方。

（3）为了诊断的需要，患者禁食的次数太多，导致营养缺失。

（4）没有常规记录患者的身高、体重、食物、水的摄入量以及尿、粪便与其他体液丢失量；没有对患者进行营养评价，也不了解患者膳食是否平衡和有无负氮平衡或其他营养素缺乏症存在，不能合理给予营养治疗。

（5）不了解创伤、感染、发热引起的代谢亢进，尤其是分解代谢亢进，在机体存在负氮平衡的情况下不恰当地长期输注 5%～10% 的葡萄糖与生理盐水，造成体内不稳定蛋白质的分解。

（6）对乳化脂肪、氨基酸、维生素的性能和使用方法不了解，不能较好地实施静脉营养，延误了患者的营养支持。

2. 什么是营养风险、营养风险筛查

营养风险是指现存的或潜在的与营养因素相关的导致患者出现不良临床结局的风险，如感染相关并发症等发生负面影响的风险，不仅仅是发生营养不良的风险。

营养风险筛查是由医护人员采用量表工具，快速筛查患者营养风险状况，以甄别其是否需要进行全面营养评估的过程。

目前常用营养风险筛查工具有：

（1）主观全面评定法（subjective global assessment，SGA）：是美国肠外肠内营养学会（American Society for Parenteral and Enteral Nutrition，ASPEN）推荐的临床营养状况评估工具，内容包括详细的病史与身体评估参数。病史主要强调五方面内容：①体重改变；②进食改变；③现存消化道症状；④活动能力改变；⑤患者疾病状态下代谢需求。身体评估主要包括五个方面：①皮下脂肪丢失；②肌肉消耗；③踝部水肿；④骶部水肿；⑤腹水。SGA 信度和效度较高，但其更多反映的是疾病状况而非营养状况。该工具是一个主观评估工具，使用者在使用该工具前需要很好培训才能够保证该工具的敏感性和特异性。SGA 更适合于接受过专门训练的专业人员使用，作为大

医院常规营养筛查工具则不实用。

(2) 微型营养评定(mininutrition assessment,MNA):主要用于监测老年患者营养不良的状况和风险。MNA 包括营养筛查和营养评估两部分,包括人体测量、整体评定、膳食问卷和主观评定等。

(3) 营养不良通用筛查工具(malnutrition universal screening tool, MUST):是英国肠外肠内营养协会多学科营养不良咨询小组开发的,适用于不同医疗机构的营养风险筛查工具,适合不同专业人员使用,如护士、医生、营养师、社会工作者和学生等。该工具主要用于蛋白质能量营养不良及其发生风险的筛查,包括三方面评估内容:① BMI;②体重减轻;③疾病所致进食量减少。通过三部分评分得出总得分,分为低风险、中风险和高风险。

(4) 营养风险筛查 2002(nutritional risk screening 2002,NRS 2002):可用于住院患者营养不足和营养风险的评估,包括四个方面内容:①人体测量;②近期体重变化;③膳食摄入情况;④疾病严重程度。NRS 2002 有很好的临床适用性。其不足之处是当患者卧床时无法测量体重,或者有水肿、腹水等影响体重测量,以及意识不清无法回答评估者的问题时,该工具的使用将受到限制。

3. 如何对住院患者进行营养评价

营养评价就是通过膳食调查、人体测量和临床生化检验等方法来确定营养素的摄入和消耗是否达到平衡,以及各种营养素的储备和盈虚情况,从而判断患者的营养情况,以便纠正不合理的饮食,增强机体抵抗力,促进患者康复。营养评价包括:

(1) 膳食调查:通过对患者饮食习惯,每日各种食物摄入量的计算,结合受试者当时疾病、生活环境和生理活动的特殊需要,评定膳食构成的主要优缺点,找出存在的问题,为制订合理的营养治疗方案和平衡膳食提供依据。

(2) 人体测量:包括身高、体重、上臂围、上臂肌围、皮褶厚度等测量,用以了解体脂和骨骼肌的储备情况。

(3) 临床生化检查及其他检查:常见的检查有:①肌酐 - 身高指数(creatinine height index,CHI);②尿 3 - 甲基组氨酸值;③血清白蛋白;

④血清铁蛋白;⑤前白蛋白;⑥视黄醇结合蛋白;⑦氮平衡实验;⑧维生素负荷试验及有关酶的活性测定;⑨微量元素测定;⑩淋巴细胞计数;⑪迟发性超敏皮试等。以上几项检查主要了解蛋白质储备、免疫功能、维生素和无机盐的情况。除此以外还有综合评价指标:营养评价指数(nutritional assessment index, NAI)和预后营养指数(prognostic nutritional index, PNI)。

4. 常用的成人判断营养不良的指标有哪些

常用的和操作简单的有以下 4 个指标:

(1) 体重

1) 身高体重对照表:相应年龄对应合适体重。

2) 理想体重百分比

理想体重百分比 = 实际体重 / 理想体重 ×100%

理想体重(千克)= 身高(厘米)-105

判断标准见表 2。

表 2　营养不良诊断标准(体重 & 体重指数)

	正常	轻度营养不良	中度营养不良	重度营养不良
体重(理想正常值的比率)	>90%	80%~90%	60%~79%	<60%
体重指数 / $(kg \cdot m^{-2})$	18.5~23.9	17.0~18.4	16.0~16.9	<16.0

3) 肥胖度:反映实际体重与理想体重的差距,与体重指数(BMI)相结合比较好。

肥胖度 =(实际体重 – 理想体重)/ 通常体重 ×100%

4) 通常体重百分率:记录之前一段时间的大概体重。

通常体重百分率 = 实际体重 / 通常体重 ×100%

根据体重对营养不良判断标准参考。

5) 体重改变率:表示一段时间内体重损失的程度。

体重改变率 =(通常体重 – 实际体重)/ 通常体重 ×100%

判断标准见表 3。

表3　体重变化与营养不良

时间间隔	显著体重损失	严重体重损失
1周	1%~2%	>2%
1个月	5%	>5%
3个月	7.5%	>7.5%
6个月	10%	>10%

　　(2)体重指数(BMI)是目前国际上常用的衡量人体胖瘦程度以及是否健康的一个标准,是一个中立而可靠的指标。

$$BMI=体重(千克)/身高的平方(米^2)$$

　　中国成人BMI标准:正常范围为 $18.5 \leqslant BMI \leqslant 23.9$,超重为 $24.0 \leqslant BMI \leqslant 27.9$,肥胖为 $BMI \geqslant 28.0$。

　　(3)腰围:是反映脂肪总量和脂肪分布的综合指标。中国人的腰围标准参照亚洲标准,男性腰围≥90厘米,女性≥85厘米,表示中心性肥胖。

　　(4)腰臀比:是腰围和臀围的比值,是判定中心性肥胖的重要指标,与腰围结合能较好地反映整体脂肪、体型和内脏脂肪。中国人的腰臀比,男性≥0.9,女性≥0.8,可诊断为上身性肥胖。

5. 可以通过指甲了解小儿的营养状况吗

　　我们可以通过观察小儿的指甲来了解小儿的营养状况,指甲的一些异常表现也提示着一些营养不良疾病。一般来说,正常小儿的指甲是粉红色的,外观光滑亮泽,坚韧呈弧形,甲半月颜色稍淡,甲廓上没有倒刺。轻轻压住指甲的末端,甲板呈白色,放开后立刻恢复粉红色。如果宝宝的指甲甲板上出现脊状隆起,变得粗糙、高低不平,一般提示B族维生素缺乏;如果宝宝指甲旁边总出现倒刺,则提示维生素或锌缺乏。如果只是偶尔出现倒刺的情况,很可能是由于秋季宝宝手部干燥引起的,解决方法很简单,宝宝洗完手后,涂些润肤膏就可以了。如果倒刺持续了很长时间仍不愈合,那就可能是维生素 B_6 或维生素A、维生素C、维生素E缺乏,也有的宝宝是因为缺锌。多注意给宝宝及时补充上述维生素。如果宝宝的指甲上出现白色的小斑点,从临床上看,指甲上有白点或白斑可能有3种原因,一是如经常有肚子痛症状,可能是有蛔虫;二是消化功能不好;三是体内缺乏某种微量元素。一般来讲,三岁以下的宝宝,多是缺钙或缺锌。建议先到正规医院检查后再对症治疗。还有一种情况,那就是孩子指甲甲板薄脆,指甲尖特别容易撕裂或是出现分层的情况,一般可见于扁平苔藓等皮肤病,但更多是由于指甲营养不良引起的,要知道指甲中97%的成分是蛋白质,这个时候细心的父母就要考虑给孩子补充营养了,比如可以给宝宝吃点核桃、花生等坚果,能使指甲坚固。当然,也不要忽略微量元素,像是锌、钾、铁等,这些对宝宝指甲的生长发育也是相当重要的。

6. 体脂率对判定营养不良有什么意义

体脂率对于定义、监测和评估超重、肥胖和代谢性疾病有重大意义。

体脂率是指人体内脂肪重量在人体总体重中所占的比例,又称体脂百分数,它反映人体内脂肪含量的多少。这个指标比体重、肥胖度、BMI更准确和关键地评价肥胖。成年人的体脂率正常范围分别是女性20%~25%,男性15%~18%。若体脂率过高,体重超过正常值的20%以上就可视为肥胖。此数据的测量需要人体成分分析仪,一般在医院都会有。由于超重、肥胖人群的急速增长及其带来的不良健康问题,如何用一个或某几个指标能更早、更好、更准确地预防和发现超重、肥胖,并判断干预效果,成了首要问题。以往我们常用体重和BMI来判定,但发现很多人这两个指标在正常范围,却出现了脂肪肝、胰岛素抵抗、糖尿病、高血脂等,而有些肌肉发达的人(如运动员),体重和BMI超标,但很健康(图1)。这就提示我们,不能只看整体,更要关注到超重、肥胖的根源组织——脂肪。脂肪的量多,就容易超重、肥胖,但脂肪也是我们机体不可或缺的一部分,那么人体到底应该有多少脂肪才合适呢?于是体脂率应运而生。

我们在监测自己的营养状况,判定是否为营养不良时,有营养不足、超重、肥胖三个梯度,我们要更多关注体脂率;在减重过程中,不要一味关注体重,因为在减重前期,良好的减重方案和较强的执行力,会使体重不断下降,但一段时间后,体重下降速度减慢、停滞,到后期体重可能会增加,这不一定是减重失败或反弹,有可能是体脂已减到合适的水平,随着运动增加,我们的肌肉增加了。

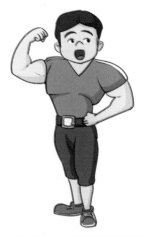
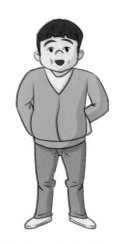

BMI为27，体脂率只有10%　　BMI为23.8，体脂率为32.3%

图1　体脂率与BMI

7. 如何确定患者的能量需求

计算患者能量需要的常用方法是根据基础能量消耗(BEE)再乘上活动系数、体温系数及疾病应激系数所增加的能耗,即:

能量需要 =BEE× 活动系数 × 体温系数 × 应激系数

BEE 可采用 H-B 公式:

男性 BEE(千卡 /24 小时)=66.473 0+13.751 6W(千克)+5.003 3H(厘米)–6.755 0A(岁)

女性 BEE(千卡 /24 小时)=655.095 5 +9.563 4W(千克)+1.849 6H(厘米)–4.675 6A(岁)

其中,W 表示体重(千克),H 表示身高(厘米),A 表示年龄(岁)。

活动系数:卧床 1.2,下床少量活动 1.25,正常活动 1.3。

体温系数:38℃取 1.1,39℃取 1.2,40℃取 1.3,41℃取 1.4。

应激系数:用以修正不同疾病状态下的基础代谢率(表 4)。

表4　不同手术或创伤时应激系数

手术	应激系数	手术	应激系数
外科小手术	1.0~1.1	复合性损伤	1.6
外科小手术	1.1~1.2	癌症	1.10~1.45
感染(轻度)	1.0~1.2	烧伤(<20%)	1.00~1.50
感染(中度)	1.2~1.4	烧伤(20%~39%)	1.50~1.85
感染(重度)	1.4~1.8	烧伤(>40%)	1.85~2.00
骨折	1.20~1.35	脑外伤(用激素治疗)	1.6
挤压伤	1.15~1.35		

8. 为什么说很多患者不是病死的,是饿死的

医院是营养不良发病率最高的地方之一,患者是营养不良发生率最高的人群,无论发展中国家还是发达国家都是如此。患者营养不良发生率显著高于社区居民,而老年患者、儿童患者及慢病患者尤其严重。文献报告指出,高达20%~60%的患者入院时存在营养不良,30%~80%的患者住院期间发生显著的体重丢失,提示患者营养不良。营养不良作为一种疾病,也是一种表象,在疾病中常起着承上启下的作用。营养不良不仅仅增加了并发症发生率、延长了住院时间、降低了治疗效果、缩短了生存时间,而且增加了医疗费用、消耗了社会财富。住院期间的营养治疗不仅降低并发症、提高生存率,而且显著缩短住院时间、节约住院费用。因此,医院获得性营养不良不但是一个医学问题,也是一个经济问题,还是一个严重的社会问题。

营养不良最大的危害就是增加死亡率。营养不良增加了内科住院时间和外科手术并发症的发生率,更容易出现医院获得性感染,延长患者住院时间,增加住院费用;营养不良降低了基础疾病如恶性肿瘤放化疗的治疗效果;营养不良还增加了患者再次住院的概率;营养不良降低活动能力,加重进食障碍,影响认知功能,可能增加患者发生抑郁、焦虑的风险,让人丧失生活自理能力,明显降低生活质量,增加了社会负担。

住院患者的饥饿或摄入不足是多种原因造成的,包括疾病本身、治疗干预、经济负担、营养误区、医院膳食等;住院患者营养不良没有得到应有的重视

也是多种原因造成的。因此,应当将营养诊疗纳入疾病尤其是慢性疾病及手术患者的诊疗路径,并规范其临床营养诊疗流程,加强营养科普,正视营养不良,改变把营养视为可有可无的辅助、可用可弃的补充等错误观念,将营养作为疾病的基础治疗方法和一线治疗手段。关注营养不良,既要关注原发或基础疾病的诊治,也要关注营养不良本身的诊治,促进患者疾病康复,改善生命质量和延长有效生命年。

9. 如何分析与判定患者的营养不良结局

营养不良在住院患者中患病率为 20%~65%,会带来严重后果:

(1) 体重下降:在一定时间内体重下降的比例可提示营养不良甚至发生严重后果的程度(图2)。疾病造成的体重下降,往往掉的是我们机体需要的"好组织"。最严重的后果就是恶病质,死亡率很高,尤其是晚期患者最明显!

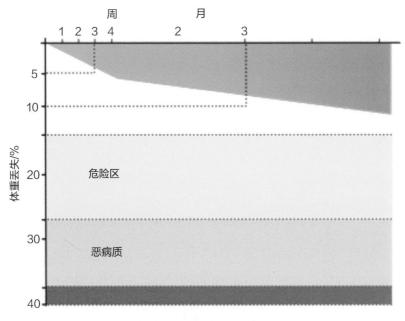

图2　体重变化的判定标准

(2) 免疫反应受损:对于疾病恢复非常不利,即使在医院接受了正规治疗,营养跟不上,效果有时会事倍功半,甚至会导致其他感染性疾病出现,影响疾病预后,也会造成死亡。

（3）伤口愈合延迟：这在烧伤、压疮患者当中特别常见和明显。营养不良使患者在治疗和恢复过程中所需的主要物质严重缺乏，疾病恢复慢，预后差。如长期卧床的老年人发生严重压疮，营养不良延缓伤口愈合，引起严重感染，加上基础疾病，患者很快死于严重压疮和感染。

（4）累及皮肤和神经系统：曾经就有厌食症的儿童，155厘米的身高，体重只有不到20千克，无法交流，每天皮肤掉下来的皮屑很多。

（5）其他：如果患有精神疾病，营养不良会增加抑郁症的发生率；患者时常伴有乏力等全身不适，降低生活质量；增加术后并发症发生率和死亡率；增加放化疗副作用的发生率；降低患者对抗肿瘤治疗的耐受性；延长住院时间，增加住院费用，增加短期内再入院率等。

10. "无饿医院"是怎么回事

"无饿医院"就是要确保患者住院期间吃到卫生、经济、营养丰富的膳食，减少饥饿及隐性饥饿，有效预防获得性营养不良；确保患者得到合理的营养治疗，从而有效治疗疾病相关的营养不良。

住院期间的营养治疗不仅仅能够降低并发症、提高生存率，而且可以显著缩短住院时间、节约住院费用。国际多中心、多病种、大样本研究发现，与无营养风险的患者相比，有营养风险的患者死亡率显著升高、住院时间显著延长、并发症发生率显著增多。口服营养补充可以节约12.2%~21.6%的医疗费用，缩短2~3天的住院时间。因此，"无饿医院"建设意义重大。

我国在1985年原卫生部下发《关于加强临床营养工作的意见》中，对营养科和营养专业队伍的建设以及临床营养的科研等作出了规定。2012年，原卫生部办公厅下发了《关于在〈医疗机构诊疗科目名录〉中增加临床营养科诊疗科目的通知》，并颁布《临床营养科建设与管理指南（试行）》。但是长期以来，很多人仍然把营养视为可有可无的辅助、可用可弃的补充，而不是治疗。中国抗癌协会肿瘤营养与支持治疗专业委员会36 000余例肿瘤患者INSCOC研究显示，我国住院肿瘤患者中，重度营养不良发生率高达57%，71%的患者没有得到应有的营养治疗，营养不良患者平均住院费用增加29%。我国138家教学医院3 036位医务人员肿瘤营养KAP调查显示，肿瘤营养知识及格率只有35%、优秀率只有12%。因此，在临床营养科建设上，我们要纠正错误认识，加快人才培养，规范临床营养治疗流程，加快建设"无饿医院"的进程。

　　临床营养是医院技术工作,是综合治疗中的一个重要组成部分。临床营养科建设对住院患者的营养评价、营养治疗和防止营养不良的发生起着至关重要的作用。按照原国家卫生部营养师:病床数为 1:(150~200)的要求配备营养师,按照临床骨干学科的要求与标准建设、考核临床营养科,在人、财、物、地等多方面予以充分保障。鼓励临床医师转岗营养科,大力培养临床营养医师。鼓励有条件的医院设立临床营养科病房或临床营养治疗病房。

　　在人员配置之外,更重要的是临床营养工作中,要明确营养诊疗的定义,统一营养不良的诊断标准,规范营养诊断、营养治疗、疗效评价与护理全流程,切实落实营养一线治疗的理念。"无饿医院"建设是一个系统工程,包括提高对营养不良危害性的认识、研发更加便利的营养不良诊断工具、强化入院后原发病诊断和营养诊断、提高营养不良诊断率、建立营养指导和支持团队、维护患者营养状况、提高治疗的依从性和完成率。另外,也需要医院行政管理、临床医护、后勤保障、患者及家属一体化参与"无饿医院"建设,在全社会开展"无饿医院"文化宣传,努力为患者提供一个无饿、舒适的就医环境。

11. 骨质疏松该怎么饮食

　　骨质疏松症是一种以骨强度降低为特征的全身性骨骼疾病,饮食营养则是最基础和最重要的措施。在饮食中要注意以下几点:

　　(1)摄取充足的钙:根据中国居民膳食营养素参考摄入量建议,18岁至成人推荐摄入量为 800 毫克/天;孕妇(孕 1~3 个月)为 800 毫克/天;孕妇(孕 4~6 个月)为 1 000 毫克/天;孕妇(孕 7~9 个月)为 1 000 毫克/天;乳母为 1 000 毫克/天;50 岁以上居民为 1 000 毫克/天。富含钙的食物有:奶类及其制品;豆类及其制品,如豆腐、腐竹等;绿叶蔬菜中的雪里蕻等;其他如虾米皮、鱼以及强化钙的各种食品。每日要保证奶及其制品、豆类及其制品的摄入;不能大量摄入单一的含钙高的食物。

　　(2)足够的维生素 D 摄入:推荐成人摄入量为 10 微克/天,注意多晒太阳,以增加体内维生素 D 的合成。

　　(3)避免一次摄入过多高磷食物,影响钙的水平,一般为动物肝脏等。

　　(4)平衡膳食:保证食物种类和数量的摄入,我们常见的食物,既不能就一两种食物大量摄入,也不能绝对不吃某类食物,重在合理搭配。每日至少12 种食物、每周至少 25 种食物。

(5) 注意烹调方法:如谷类中的植酸、蔬菜中的草酸,含量过高的膳食纤维等都影响钙的吸收。菜可先在沸水中烫一下,蔬菜与豆制品和肉类一起烹调等。

(6) 合理选用钙制剂并掌握剂量:不能认为补钙越多越好,过多的钙也会产生副作用,如便秘、结石,并影响铁的吸收。在选用钙制剂时,要注意钙含量、吸收率等。钙剂服用的时间,胃酸分泌正常者,可在两餐之间服用;胃酸分泌减少的老年人,最好与进餐同时服用。

12. 为什么老年女性更容易发生骨质疏松症

从性别来看,骨质疏松特别"青睐"老年女性。在中国,骨质疏松的总体患病率约为 13%,而 50 岁以上妇女的患病率竟达 40% 以上。从数据中可以分析,老年女性,尤其是绝经后的妇女是骨质疏松的高危人群。这是因为女性在怀孕期间,不断地输出大量的钙质给胎儿以保证胎儿在子宫内正常的骨骼发育;而且在哺乳期,乳汁中也含有大量的钙质,以满足婴幼儿的生理需要量。这也是女性在孕期和哺乳期需要补充钙剂的原因。

研究表明,雌激素能够促进钙吸收,增加骨密度。但是,女性进入更年期后,由于卵巢功能衰退,产生的雌激素下降,甚至于绝经后不再产生雌激素,这将会导致老年女性对钙质的吸收急剧下降。再者,雌激素还能够抑制钙质从骨骼中流失。由此看来,雌激素的减少对老年女性的骨质疏松发病率有着举足轻重的作用。

13. 得了骨质疏松是不是钙补得越多越好

不是的。

钙是与骨质疏松关系最密切的矿物质,营养防治的首要措施就是保证钙质的供给,但并不是补得越多越好。钙的需要量与年龄、性别、生理状况有关。孕期、哺乳期妇女、早产儿、生长发育速度较快的儿童、青少年对钙的需要量都相对较高。

我国制定的钙推荐摄入量值为:

(1) 成人(18岁以上)800毫克/天。

(2) 50岁以上为1 000毫克/天。

(3) 孕中期1 000毫克/天,孕晚期1 000毫克/天。

(4) 乳母1 000毫克/天。

(5) <6个月婴儿适宜摄入量为200毫克/天,6～12个月250毫克/天,1～3岁600毫克/天,4～6岁800毫克/天,7～10岁1 000毫克/天,11～13岁1 200毫克/天,14～17岁1 000毫克/天。

(6) 可耐受最高摄入量均为2 000毫克/天。

我国第三次全国营养调查发现,我国成人均钙的日摄入量仅为405毫克,为推荐量800毫克的一半,老年人钙的摄入不达标量和率更高。因此,防治骨质疏松还是强调补钙。但补钙过量也是有危害的:

(1) 可能增加肾结石的发生。

(2) 持续摄入大量的钙可使降钙素分泌增多,以及发生骨硬化。

(3) 可能会干扰其他微量元素如锌、铁、镁等的吸收和利用。

(4) 增加心血管疾病风险。

因此,根据膳食调查和相关检查,看看我们是否缺钙,缺多少,之后进行合理补钙。

14. 预防骨质疏松的发生有哪些有效措施

每年的10月20日是世界骨质疏松日,可见骨质疏松症的防治非常重要,而且更强调要早期预防。研究发现,早期进行骨质疏松的预防可以显著降低其发病率,极大地减少老年人因为骨质疏松带来的痛苦和沉重的经济负担,并且解决在治疗过程中出现的疗效慢、效果欠佳等问题。因此,世界卫生组织提出对骨质疏松要做到早期预防,从妈妈肚子里就要开始。

首先,最简单而又实惠的方法就是晒太阳,通过大自然的力量与身体正常生理的共同作用,产生充足的维生素D帮助胃肠道对钙的吸收。

其次,从孕期就要注意摄入充足的钙,整个儿童时期也要注意钙的摄入,如牛奶、豆腐、虾皮和鱼等都是钙的丰富来源。坚持每天300～500克牛奶对骨骼的健康也至关重要。

最后,健康的生活方式也能起到预防的作用。每天进行适当的身体活动,避免不良的生活习惯,如吸烟、饮酒和咖啡等都会增加体内钙质的流失。对于更年期和绝经后的女性朋友,可以通过补充适量的含大豆异黄酮类的食物,来代替雌激素在体内的作用,减少钙质的流失而起到预防骨质疏松的作用。

15. 肌少症的人是不是就要多吃肉

不是,不仅仅是吃肉的问题,需要综合营养干预。

肌少症包括肌肉质量减少以及肌肉力量下降和/或功能下降,也把它叫作肌肉衰减。肌少症在老年人中发病率很高,但一些年轻人也会发生。其干预措施包括:

（1）首先要保证足够的能量摄入,这是保证肌肉质量的必要条件,否则我们的肌肉会因能量不足导致合成减少或消耗增加。

（2）必须有足量蛋白质供给,尤其优质蛋白质,也可以部分理解为我们所说鱼禽畜肉蛋奶类和大豆类,因为这些食物的蛋白质含量丰富,属于优质蛋白。而富含某些氨基酸(支链氨基酸)的优质蛋白质可以更好地促进蛋白质合成,如牛奶等乳制品、鸡蛋、牛肉、鸡肉、鱼虾、黄豆等食物。专家推荐肌少症患者蛋白质摄入量要高于正常人推荐摄入量,为 1.0~1.2 克/(千克·日)。每日液态奶 300 克;每周吃鱼 280~525 克,畜禽肉 280~525 克,蛋类 280~350 克,平均每天摄入总量 120~200 克;每天 30~40 克大豆及其制品。如果食物蛋白不能保证,可选择蛋白粉,根据其浓度和缺乏量选择摄入量,一般为 30~50 克/天。

（3）保持体重的稳定,避免体重过重或过轻,70 岁以上的老年人的 BMI 应不低于 $20kg/m^2$ 为好。血脂等指标正常的情况下,BMI 上限值可略放宽到 $26kg/m^2$。合理饮食,不能偏食、挑食。

16. "三高"患者会有营养不良的问题吗

"三高"即为高血压、高血脂、高血糖。"三高"是目前最常见的营养相关型疾病,三者之间环环相连,相互作用,相互影响。血脂水平和血压之间存在正相关,血压较高者一般趋向于有较高的血脂水平;高血糖与高血压则往往会相伴出现;人体内糖代谢与脂肪代谢之间也有着密切联系,很多糖尿病患者都伴有高脂血症。"三高"在我国尤其是中老年人群中发病率呈持续增加的趋势,严重影响了人们的生活质量和寿命。"三高"人群多为肥胖症患者,肥胖也属于营养不良的范畴,因此"三高"人群多伴有营养不良的问题。一般来说,通过膳食调整、生活习惯的优化,并调节好心情,便能使"三高"有所改善(图3)。

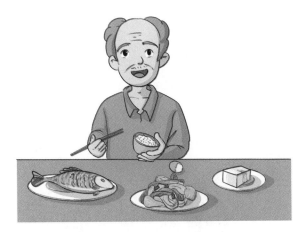

图3 "三高"人群饮食搭配要合理

首先,饮食上,"三高"人群应该注意一日三餐遵循"三低"原则(即低糖、低盐、低脂饮食),尤其是"三高"严重的人,必须忌口,避开肥肉、胆固醇高的食物等。不用特意去吃几样食品,可以通过合理地搭配粗杂粮、蔬菜、瓜果、谷物等,避免营养不良;餐次分配上,遵循少食多餐的原则,且进食要适量,吃到七八分饱就可以了,少吃多餐,让食物充分地消化吸收,避免长胖,引起血脂、血压、血糖升高。对于高血压人群,尤其要限制钠盐,补充钾、钙、镁等矿物质,增加优质蛋白质摄入等。此外,其他与超重或肥胖相关的一些营养素如脂肪、碳水化合物、膳食纤维等,与高血压也存在直接或间接的关系。对于糖尿病患者,主食类食品以复杂碳水化合物为主,减少单糖食物的摄入,粗杂粮必须占有一定的比例,提高优质蛋白质的摄取比例。同时要注意锗、铬、锌都是与胰岛素或性有关的微量元素。对于高血脂患者,要避免高饱和脂肪酸、高胆固醇、高能量等类食物,提高富含维生素、矿物质、膳食纤维等营养素的蔬菜水果的摄入。科学合理的膳食管理是防治三高的基础。

其次,在生活习惯要注意早睡早起,不要熬夜。经常熬夜会导致人体免疫力整体下降,内分泌失调等,身体调节系统紊乱,什么病都可能发生,所以要保持规律的作息时间,劳逸结合,提高身体自我调节能力;戒烟少酒。烟酒对神经刺激作用很强,伤害神经系统和人体各个器官,导致肺、肾、心脏等衰竭,也是各类癌症的诱导因素,"三高"的人这两样必须远离。

最后,还要保持好的精神状态,情绪的变化也会引起"三高",平时要学会自我排解不良情绪,不要给自己那么大的精神压力,要保持好的精神状态。

17. 超重肥胖算不算营养不良

超重、肥胖算营养不良。

在古代,人们都吃不饱,如果能重一些、胖一些还被认为是健康、富裕的象征,比如盛唐的胖美人。所以,人们往往认为摄入不足、体重轻、消瘦是营养不良,而超重/肥胖不属于营养不良。但实际上,超重/肥胖也是营养不良的一种(图4)。

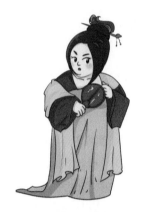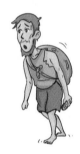

图4　肥胖和消瘦都是营养不良

营养不良是机体任何一种或多种营养素失衡而引起的一系列症状,包括营养不足、微量营养素缺乏和超重肥胖,往往由不适当或不足饮食所造成,通常指的是起因于摄入不足、吸收不良或过度损耗营养素所造成的营养不足,但也可能包含由于暴饮暴食或过度地摄入特定的营养素而造成的营养过剩。营养不良不仅是蛋白质 - 能量营养不良,也包括维生素和矿物质摄入不足。如果不能长期摄取由适当数量、种类和质量的营养素所构成的健康饮食,也可称为饮食结构不合理或饮食失衡,个体将出现营养不良。营养不良发生在不同的地区、种族或民族中,在经济落后的发展中国家,经常因缺乏充足的营养素发生营养不良;在经济发达的国家中,常常因为不适当的节食、暴饮暴食或缺乏平衡的饮食而造成营养不良(可由肥胖症发病率增加程度而显示出来)。

因此,超重、肥胖本质是一种或多种营养素失衡引起的症状,属于营养不良范畴。

18. 如何安排手术后饮食营养

对于一般的手术,患者完全清醒后,能自主活动,可经口进食,无恶心和呛咳,术后半小时即可饮用 20 毫升温水,之后每小时可饮用 50 毫升温水,术后6 小时无不良反应者,一次饮水量可达 100 毫升。未出现呛咳可给予流质饮食,2 小时 1 次,如米汤、清面汤、稀的脱脂牛奶或鲜榨果汁,适当加温,每次大约 100 ~ 150 毫升;1 天后,患者已通气,或无不良反应如腹痛、腹泻、恶心、呕吐等,可进食部分半流质饮食,如汤面条、稀粥、藕粉等,3 ~ 5 次 / 天,每次150 ~ 250 毫升,根据患者可耐受度增加次数和量,但此时蛋白不足,所以每日添加乳清蛋白粉 30 ~ 50 克,混于食物中(图 5)。如患者营养不良程度较严重,尤其是体重低,考虑再增加口服肠内营养制剂,每日约 50 ~ 200 克粉剂;术后约 1 周,患者慢慢恢复,逐渐增加软食,包括摄食量和食物种类,以主食类为主,配合易消化的蔬菜、蛋类、牛奶或酸奶、豆制品、少量水果和肉类,如果患者蛋白类食物摄入不足,则每日需要添加乳清蛋白粉 20 ~ 30克;2 周左右,患者恢复到普食,按照《中国居民膳食指南(2022)》进行合理饮食。

对于大手术、术后不能进食的患者,尤其是进行管饲的患者(图 6),术后3 ~ 7 天需要进行全肠内营养治疗,待患者清醒、可经口进食,无恶心和呛咳,我们再从流质饮食和 / 或配合部分肠内营养制剂开始,逐渐过渡至半流食、软食和普食。

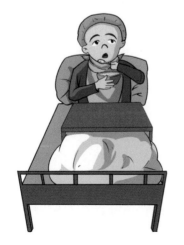

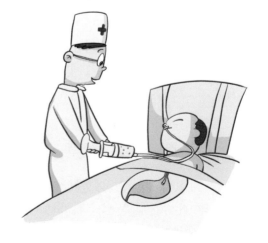

图 5　术后患者饮食　　　　　　　　　图 6　术后进行管饲的患者

另外,对于有代谢性疾病的患者,必须请营养医师进行营养评估和制订个体化营养治疗方案。

19. 增肌粉或蛋白粉对营养不良有好处吗

有一定的好处。

增肌粉主要包含离析浓缩乳清蛋白和促蛋白质合成物质。长肌肉,需要能量 + 蛋白质 + 促合成营养素。增肌粉中的大部分就是长肌肉所需的蛋白质和一部分提供能量的碳水化合物,不同的增肌粉,还会有其他促合成的营养素。

蛋白粉,主要是提供蛋白质,主要用途是为缺乏蛋白质的人提供蛋白质补充。市场上蛋白粉种类很多,目前效果比较好的是特殊医学用途配方食品中的分离乳清蛋白粉,其优点包括含量高、吸收率高、原材料好、制备工艺先进等。

那么营养不良的人吃了增肌粉和蛋白粉好不好?

(1) 增肌粉主要用于减重或增肌的人群,特别适用于比较瘦,脂肪率不高,肌肉量少的人,每日补充一定量的增肌粉,再配合运动,对增重有较好的效果。

(2) 体型不消瘦,体脂率超标,肌肉量不高的人群,在肝肾功能正常、配合运动和合理饮食的前提下,补充蛋白粉,不仅可以帮助减少脂肪、有效增加肌肉量,提高基础代谢率,还可以改善胰岛素抵抗和糖尿病等代谢性疾病。

(3) 肌少症患者和低蛋白血症患者,蛋白粉很必要,需请专业营养医师进行计算后补充合适的蛋白粉。但如果肾功能受损,增肌粉和蛋白粉就不能乱补、乱吃了,必须到医院请营养医师制订个体化方案。

20. 营养性贫血的原因有哪些

一提到补血很多人就会想到红枣、红糖、阿胶,甚至含铁的营养素补充剂,其实并非如此。贫血类型不同,补血方法也是不同的。贫血根据骨髓增生程度分为:溶血性贫血、缺铁性贫血、巨幼细胞性贫血和再生障碍性贫血。

缺铁性贫血是最常见的营养缺乏疾病,原因有:①铁摄入不足而需要量增加:主要见于儿童生长发育期(图7)及妊娠期和哺乳期妇女;②铁丢失过多引起的慢性失血:主要见于月经过多、反复鼻出血、消化道出血、痔出血、血红蛋白尿等情况;③患胃及十二指肠切除、慢性胃炎、慢性萎缩性胃炎等疾病引起的吸收不良。

对于缺铁性贫血,需要遵医嘱补充铁剂,并且治疗导致缺铁的原发病。而对于其他类型的贫血患者,建议先去医院就诊,明确贫血的病因之后,再针对病因进行治疗。对于巨幼细胞性贫血患者,有些是因为缺乏叶酸,

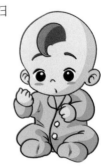

图7　儿童易发生贫血

有些是因为缺乏维生素 B_{12},有些是两者都缺乏而导致的,像这些情况就不需要补充铁剂,如果盲目补铁会导致多余的铁在体内过度沉积,尤其是在心、肝、胰腺及下丘脑等组织器官过度沉积,造成组织器官细胞损伤和器官功能受损,临床上常表现为心力衰竭、肝纤维化、糖尿病、不孕症、生长发育障碍等,甚至导致死亡。

所以,贫血患者需要在确诊贫血的类型之后再针对性地进行治疗。而缺铁性贫血患者在补充铁元素的同时,也应注意及时进行血常规检查,在铁含量达到正常水平后应停止补铁。

21. 缺铁性贫血人群的饮食建议有哪些

铁是血红蛋白和肌红蛋白的主要成分,向身体各组织输送氧离不开铁。婴儿生长较快,要较快地增加血液的容量,因而对铁的需要量就增加了。母乳和牛乳中含铁量都较低,需要额外补充。足月产婴儿肝内储存铁可供6个月用,早产儿和孪生儿体内储铁不足,仅够3~4个月用,所以从半岁开始就要补充含铁的食物,否则就会发生缺铁性贫血。

食物中缺少蛋白质或维生素C不利于铁的吸收。长期患腹泻或胃酸缺乏,易发生铁吸收障碍。妇女每月因月经可丢失铁8~88.8毫克,妇女怀孕期铁的需要量增加,因此也易患贫血。老年人各种脏器老化,造血功能下降,男性老年人睾酮分泌不足,使红细胞生成刺激素减少,因而也易使红细胞和血红蛋白降低。另外老年人胃壁细胞萎缩,胃酸缺乏,会造成对铁吸收不良。一些慢性疾患如痔疮、溃疡性结肠炎、钩虫病、癌瘤等常失血,以及各种原因引起的食欲减退、挑食、偏食可致贫血。

缺铁性贫血虽然是种多发病,但无法肯定是膳食缺铁所致,经过一些单位的营养调查,每人每日摄取铁可达 24.5 毫克,已达供给量标准的 188%,然而缺铁性贫血患病率却是 26%。

血色素铁吸收利用较好,还可促进一同摄入的非血色素铁的吸收。动物肝脏、红肉类都是铁的良好来源。谷物中含较多的植酸盐或磷酸盐,和铁形成不能溶解的铁盐,降低了铁的吸收率。

关于缺铁性贫血的饮食,我们有以下四条饮食建议:

(1) 摄入充足的蛋白质:在肝肾功能正常情况下,按每人 1.5 克 /(千克·天)的剂量补充蛋白质,保证蛋白质的充足摄入,同时保证优质蛋白质如乳、蛋、肉等动物蛋白质占总蛋白质的 60%~70%。

(2) 补充富含铁的食物:富含铁的食物以畜肉、禽、鱼、动物肝脏、动物血等动物性食物为主,也包括一些蔬菜水果。举例来说:①动物性食物:动物内脏、动物血、瘦肉、蛋黄、鸡胗、牛肉、羊肉,肉的颜色越深说明血红素含量越高,补铁效果越好;②植物性食物:苜蓿、菠菜、芹菜、油菜、萝卜缨、苋菜、荠菜、胡萝卜、菠菜、金针菜、黑木耳、芝麻酱;③水果类:杏、桃、李、葡萄干、红枣、樱桃、桑椹、龙眼肉。

(3) 补充维生素 C:维生素 C 在肠道内能将三价铁还原为二价铁,促进食物中铁的吸收。每次进餐时可口服维生素 C 1~3 片,同时食用足够的新鲜水果和蔬菜。

(4) 适量摄入膳食纤维:膳食纤维摄入过多或与肉类食物同食时,植物中的膳食纤维素会与铁离子结合成不溶性的铁盐而干扰铁在体内的吸收。建议不要摄入过多含膳食纤维丰富的食物,如全谷物、绿叶菜等。此外,在食用空心菜、菠菜、茭白等含草酸较高的蔬菜时,选择焯水后再食,减少草酸对铁元素吸收的影响。

22. 五花八门的减肥方法会引起营养不良吗

会引起营养不良。

市面上推崇的减肥方法层出不穷,吸引了很多爱美人士的关注。那些吹嘘瘦得快的,打着不运动不节食的口号,会有更多的人去追捧。肥胖者都想不费吹灰之力快速瘦身,可是那些五花八门的减肥方法例如饥饿减肥法、减肥代餐、减肥茶饮甚至减重手术不仅收效甚微,反而有损于身体健康,我们不建议大家采用。

（1）饥饿减肥法：刚开始前两周，体重可能会迅速下滑，很多人看到效果会误以为自己减肥成功了（图8）。但是实际上，饥饿减肥法很容易反弹。坚持少吃或不吃让脂肪组织减少的同时肌肉也会丢失，接着人体的自我调节系统会对节食所造成的能量短缺作出反应，也就是降低细胞代谢率以减少能量的消耗，节食时间越久，节食方式越极端，细胞代谢率会越慢，能量消耗得越少，到最后，即使只吃一点点，体重也掉不下来。另外，盲目节食会导致机体代谢异常，严重的可能发生酮症。长期下去还会导致贫血、维生素缺乏、骨质疏松等多种疾病。

（2）各种减肥药或代餐类物质：各种减肥药减肥的套路是一致的：有一种是作用于中枢神经

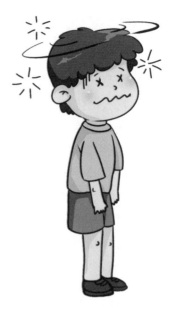

图8　饿得头晕眼花

系统，通过增加饱腹感而抑制食欲，可这种减肥药会让身体出现心慌、头晕，恶心、失眠等不良反应。还有的含有番泻叶等成分，番泻叶是中医用来治疗便秘的药方，长期服用容易引起腹泻腹痛，服用了这种减肥药，上厕所的频率会明显增加，从而脱水引起体重变轻。但这种药物长期服用会引发胃肠道紊乱或者电解质紊乱。还有含有激素类物质的减肥药，是通过加速身体的新陈代谢，来达到减肥效果，这种药物的副作用是口渴、多汗，发热或体毛生长，严重者卵巢和子宫会出现问题。

（3）减重手术：减肥手术只适用于重度肥胖的患者，而且减重手术减肥存在一定的后遗症及不良反应，比如切口溃疡、吻合口瘘、肺部感染、出血及营养不良等。

人体需要的营养素是全面的，应通过均衡饮食获得，如果刻意偏重或避免某种营养素，就容易引起营养失衡，导致健康出现问题。长期不健康的饮食，其后果将是营养不良，女性将出现月经稀少等内分泌紊乱问题，更严重者可出现神经性厌食症。还有名目繁多的减肥药和花样繁多的减肥方式，都是存在一定风险的，建议大家一定保持清醒的头脑。

23. 医院营养不良高发的疾病有哪些

（1）消化性溃疡：因该病病程较长，使蛋白质、脂肪、碳水化合物摄入受到限制，能量代谢长期处于负平衡状态，从而影响患者的营养状况和免疫功能，因进食少、消化能力弱，易发生营养不良；且因病情所需，改变饮食种类和烹调方法，使得维生素尤其是水溶性维生素的摄入不足，如不注意及时补充，易导致多种维生素缺乏。

（2）脑卒中：脑卒中患者多表现为营养不良，而造成营养不良的原因有：①食物摄入减少：意识障碍、精神障碍、神经性球麻痹、神经性呕吐、急性胃黏膜病变伴消化道出血、急性胃肠功能障碍，以及通气支持与机械通气支持等均可引起食物摄入减少。②营养需求增加：应激状态下的高分解代谢，造成营养需求增加。更常见于严重脑损伤或并发严重感染。③营养吸收或利用障碍：神经内分泌功能障碍引起代谢改变所致，脑卒中患者多伴有吞咽困难。有报道称在脑卒中患者中吞咽障碍的发生率为 61.13%，是患者食物摄入减少、营养状况恶化的最直接原因，并发症和感染的存在更加重了营养的消耗。

（3）创伤：创伤虽然多种多样，如外科手术、骨折、软组织损伤、烧伤及意外损伤等，但引起的全身反应是相似的。创伤后机体儿茶酚胺、促肾上腺皮质激素、胰高血糖素分泌增加；胰岛素在低潮期分泌减少，随着病情进展，至高潮期分泌逐步增加；糖异生增强，血糖升高；葡萄糖、蛋白质分解增强，脂肪氧化率增加，机体出现负氮平衡。

（4）骨折：骨折后机体出现分解代谢、能量代谢水平显著升高，蛋白质分解增加。尤其是需静卧不能活动的患者蛋白质分解更多。随着蛋白质的消耗，体内硫、磷也会流失。另外长期卧床休息，可造成肢体萎缩，使骨矿化物含量下降，同时内源性维生素合成减少，人体对矿物质的吸收受到影响。骨折患者骨钙会溶出并经肾脏排出，造成骨质疏松。骨折后可能会发生出血、疼痛，甚至休克，还需注意的是，长期卧床、活动减少会造成肠蠕动减慢，引起便秘。

24. 肿瘤患者为什么容易营养不良

抗肿瘤治疗过程本身就会给患者带来一些营养代谢损伤，导致消化和吸收能力的下降。这些营养代谢损伤最终会造成营养不良，严重者影响进一步的治疗,甚至降低生存率。癌症患者的饮食营养问题不容轻视。

营养不良加重了癌症患者应激性溃疡的风险,削弱了机体的抗感染能力,消瘦、严重营养不良的癌症患者更容易发生感染。营养不良患者胃肠道的吸收能力相对较差,术后伤口愈合也会延迟。由于营养不良,全身重要器官的功能都会有所下降,接受化疗患者的消化道反应更大,还更容易出现骨髓抑制等表现。而对于放疗患者,营养不良更容易导致重度黏膜炎。短期的饮食量下降并不会引起体重下降,但是饮食量持续下降累积到一定程度,就会出现体重下降、营养不良。营养摄入不足的患者体重逐渐下降,白细胞低,容易出现贫血。

25. 慢性肝病如何与"营养不良"挥手告别

肝脏是人体最重要的代谢器官,发生疾病时可出现复杂的营养素代谢改变和不同程度的营养不良或不足,而营养状态又反过来影响肝病的发生、发展和预后,形成恶性循环。

一般认为,肝硬化患者的能量需求是基础代谢率的 1.3 倍。对于代偿期肝硬化患者能量供给量可按 104.5~146.3 千焦 /(千克·天)[25~35 千卡 /(千克·天)]计算,无肝性脑病的失代偿期肝硬化患者蛋白质的摄入量为 1.0~1.2 克 /(千克·天)。当肝性脑病得到良好治疗和控制后,蛋白质的摄入量逐渐增加至需要量。膳食脂肪应根据患者的消化功能和食欲,每日脂肪提供 50~60 克,碳水化合物应占总能量的 55%~65%,每日至少供给 100~150 克。

(1)食物选择:食物尽量新鲜,无霉变。可选择富含优质蛋白质的食物,如瘦猪肉、鱼虾、豆制品等。动物性食品中乳类、蛋类产氨少于肉类,鱼肉和鸡肉含支链氨基酸比畜类肉多,可选择产氨量少的食物。

(2)禁忌食物:尽量少用或不用辛辣、有刺激性的食品。含有食品添加剂的食物和附有残留农药的水果、蔬菜,都应避免食用,以免加重对肝脏的损害。对于有食管胃底静脉曲张的患者,避免一切生、硬、脆和粗糙的食物。

(3)烹调方法:多用蒸、煮、氽、炖、烩等方法,避免油煎、油炸。合并食管-胃底静脉曲张的患者,食物需制作软烂。一般正常每日三餐。并发食管-胃底静脉曲张破裂出血的患者行内镜止血治疗后进食流质、半流质,餐次可调整至 5~6 餐。

26. 吞咽障碍如何避免营养不良

吞咽障碍患者常因进食困难,摄入的能量和营养素不足,导致营养不良或不同程度的脱水,吞咽障碍饮食会因食物质地、软硬度不同对患者治疗效果有很大差异。所以选择适宜食物,将其进行适当加工,使患者易于进食和消化,经口途径获得必需的营养素,是促使疾病康复的重要措施。

（1）进食体位:首选坐位姿势进食。如卧床,床头抬高30°～45°进食。禁平躺体位喂食。进食后于坐位或半坐卧位休息30分钟,不宜立即躺下。喂食者站于患者患侧,利于其以健侧吞咽,并鼓励其自主进食。

（2）进食速度及时间:慢速进食,每口从少量（2～4毫升）开始,并确认安全吞咽后,再进食下一口。按需饮食,晚上10点以后勿进食,以避免食物反流。

（3）餐具选择:选择柄长、柄粗、匙面小的汤匙,杯口不接触鼻部的水杯及广口平底瓷碗。

（4）食物选择:宜选择密度均匀、黏性适当、不易发生误吸、易于通过咽部和食管的食物。并常将固体食物改成泥状或糊状,在稀液体内加入增稠剂以增加黏度。合适的食物种类包括软食、泥状食物、糊状食物、稠浆状食物及浓流质。

患者若可经口进食,但每日能量摄入小于目标量的60%,应予以管饲;吞咽障碍患者改变食物性状后,若能保证摄入足够量的营养且不发生误吸,可经口进食,否则采取管饲。

细软食物制备方法:①餐主副食搭配:主食为米、面、杂豆、根茎类食物,副食为肉类、蛋、乳制品及蔬菜。以保证足够的能量及蛋白质等的摄入。②肉类食物:可切成肉丝或肉片后烹饪,也可剁碎成肉糜制作成肉丸食用,鱼虾类可做成鱼片、鱼丸、鱼羹、虾仁等。③坚果、杂粮等坚硬食物:可碾碎成粉末或细小颗粒冲调食用,如芝麻粉、核桃粉、玉米粉等。④质地较硬的水果或蔬菜:可粉碎榨泥食用。⑤制作要点:切小切碎,或延长烹调时间,采用炖、煮、蒸、烩、焖、烧等烹调方法。

27. 糖尿病患者预防营养不良的原则是什么

得了糖尿病后,多了很多忌口,这个不能吃,那个也不敢吃,长此以往,身体的营养状况就出现了大问题,因为营养不均衡可能会直接加重病情。

如何避免糖尿病出现营养不良呢?

(1)主食总量应适当控制:通常对饮食总量的控制是根据糖尿病患者的身体状况、运动量而定的,所以糖尿病患者要注意了解每天的饮食量。肉、蛋、奶适量,一般每天食用 100~150 克瘦肉即可,以鱼肉为优选,其次可选用鸡肉、鸭肉或牛羊肉,同时每天可饮用鲜奶 250 克,放在早餐饮用。此外,患者应适当增加蔬菜的摄入量,因蔬菜富含纤维素和维生素,每餐都应食用,但对于糖尿病患者来说蔬菜的烹饪方法应当讲究一些,一般主张多用清蒸、清炖、清炒,少用煎、烤、烹、炸的方式,以减少脂肪的摄入。

(2)血糖控制稳定的时候可以少量吃水果:糖尿病患者一定要选择含糖低的水果,如苹果、草莓、柚子、李子等水果。对于一些含糖量较高的水果,如山楂、香蕉、甜瓜等尽量不用。水果最好在白天吃,选择两餐之间,这样可能减少对血糖的影响。

(3)可以根据患者病情和运动量确定摄入能量的多少:一般糖尿病患者摄取的能量为 25 千卡 /(千克·天)。超重患者应降低能量摄入,消瘦者应增加能量摄入。

(4)饮食搭配要合理:一些患者认为要多吃粗粮,于是细粮就一点不吃了,这样也是不对的,要注意对粗粮和细粮的搭配,每天一顿粗粮两顿细粮就可以补充体内所需的营养了。单纯地只吃粗粮和只吃细粮都是不合适的,粗粮和细粮给人体提供的能量是不完全一样的。并且在食用的粗粮中宜选用易于消化吸收的粗粮,如玉米面、小米面、全麦粉等,而不宜大量食用难以消化吸收的粗粮。细粮选用白面、大米即可。

29. 西医治疗小儿营养不良的原则是什么

西医主张应该采取预防和治疗相结合,营养和保育相结合以及中西医结合的综合措施。为了提高疗效,可以根据具体情况,因地、因时、因人制宜地采取分散与集中治疗相结合的办法。除了重症营养不良和有并发症者易收住医院治疗外,一般可以分散在家庭,由医护人员或保健医生定时、定点集中指导,或上门治疗。

除了加强营养和药物治疗,还应合理安排生活制度,居住环境清洁卫生而且通风良好,保证小儿睡眠充足,进餐有规律,注意体格锻炼,保持小儿心情舒畅等,对于预防感染和营养不良的痊愈都有积极的意义。

29. 西医治疗小儿营养不良的方法有哪些

西医治疗小儿营养不良强调综合措施,要注意以下几个方面:

(1) 处理各种紧急情况,营养不良的小儿可能发生自发性低血糖、激发严重感染以及损害眼睛视力的维生素 A 缺乏时,都应及时进行处理。

(2) 去除病因,加强护理,积极治疗原发病,是治疗营养不良的一个重要措施,这与除草要除根是一样的道理。居住环境要清洁安静,改进喂养方法,预防并发症。

(3) 调整饮食及补充营养物质,掌握调整饮食的方法是治疗营养不良的关键。应根据小儿的具体情况,选择合适的喂养方法,不可操之过急,要让小儿的消化逐步适应。对于轻度营养不良的小儿,可及早添加含蛋白质和高能量的食物,待体重接近正常后,再逐渐恢复到正常小儿的饮食;中度和重度营养不良小儿的消化能力和对食物的耐受力均差,食欲也差,能量和营养物质的供给应由低到高,逐步增加,若消化吸收好,再逐步增加。待患儿食欲和消化功能恢复后,可给予高能量、高蛋白的食物,以促进体重的恢复。还要根据小儿年龄,及时添加辅食,并补充维生素和矿物质。

(4) 促进消化和改善代谢功能促进消化,有利于对营养物质的吸收,由于营养不良的小儿都有不同程度上的食欲下降,因此应用促进食欲和消化的药物,对于营养不良的小儿早日康复有着重要的意义。病情严重者,可以选用葡萄糖、氨基酸、脂肪乳剂等高营养液静脉注射,发生了营养不良性水肿者,可静脉注射白蛋白。

30. 常用于营养不良的辅助药物有哪些

常用于营养不良的辅助药物有维生素类药物、微量元素与促进消化的药物三种。

维生素类药物有维生素 A、维生素 D_2、维生素 D_3、维生素 E、鱼肝油、维生素 C、维生素 B_1、维生素 B_2、维生素 B_6 等。伴有贫血的小儿,在补充营养的同时,可以补充铁剂和维生素 B_{12} 及叶酸。伴发佝偻病的小儿,除了补充维生素 D 以外,还应补充足够的钙剂。单一类维生素药和复合维生素药同时使用时,要先咨询医生,以免重复用药。

微量元素制剂应用较多的主要有硫酸锌、葡萄糖酸锌及硫酸铜等。

促进消化的药物常用的有乳酶生、胰酶、胃蛋白酶、多酶片、干酵母等。在临床上,西医还常用中成药如山楂冲剂、健胃消食片等来促进消化。

另外,还可遵循补益为主的原则,在中医师指导下选择一些有补益作用的中成药。

31. 为什么老年人缺铬易患糖尿病

成年人体内铬总量为5～10毫克。随着年龄的增长,体内含铬量逐渐减少。因此,老年人大都有缺铬的可能。

(1) 铬的生理功能:①铬与碳水化合物代谢、蛋白质合成和脂类代谢有关:铬对肌肉和脂肪组织中糖的氧化、糖原合成以及糖转变为脂肪,有促进作用,从而降低血糖。给糖尿病患者补充三价铬后,糖耐量得以改善。铬可激活胰岛素,增强并延长注入体内的胰岛素的作用。缺铬可使氨基酸合成蛋白质的过程受到干扰,而缺少蛋白质又会加重铬缺乏。充足的铬会使机体蛋白质合成增加。有实验表明,每日给10名住院患者醋酸铬2毫克,5个月后7人血清胆固醇平均下降12.2%,其余3人平均下降4.1%。②每分子胰蛋白酶含有一个铬原子:如透析除去铬,则胰蛋白酶活性下降,加进铬可使活性恢复。铬能抑制尿素酶的活性。③铬存在于核酸中:铬在核酸中的含量较高并且是恒定的,以三价铬的形式结合于磷酸盐基因。④在缺碘地区,给居民补充铬可提高甲状腺的功能。因此,铬是甲状腺功能的调节剂。

(2) 铬的代谢:存在于食物中的任何铬酸盐,在胃肠道内都是从六价还原为三价后才能为机体吸收,机体内的铬并不氧化为六价。铬在小肠上端被吸收。无机铬的吸收率很低(0.69%),但有机结合形式的铬很易被机体吸收。因此,纠正铬缺乏应给予富含葡萄糖耐量因子的食物,如啤酒酵母。天然的有机铬,吸收率有的可达28%。

(3) 铬缺乏:米面加工过于精细,会使大量铬损失。吃精制的粮食和糖会造成铬缺乏。

(4) 铬的食物来源与供给量:食物中铬的变动范围很大。有的国家在不同地理环境摄入铬量不同,有的地区低于200微克,有的地区可高达700微克,吃精制食品的国家,居民每日摄入铬可低至5微克。含铬量高并具有生物活性的食物,有啤酒酵母、黑胡椒、牛肝、牛肾、牛肉。海产品含铬丰富,如海参、鱿鱼、海鳗及虾等铬含量均在 300 微克 /100 克。蔬菜中洋葱、芹菜、茴香及天然香料等都含有较多的铬,粗粮(全麦粉、糙米)、红糖含铬也较多。

(5)铬的供给量:美国提出安全适宜量每日为:①6 个月~1 岁:0.01~0.04 毫克;②1~3 岁:0.02~0.08 毫克;③4~6 岁:0.03~0.12 毫克;④7~10 岁:0.05~0.02 毫克;⑤11 岁以上:0.05~0.20 毫克。

32. 营养不良的人应该怎么运动呢

首先,先进行身体检查,包括一般情况、营养状况、一些生化检查、影像学检查等,如职业、年纪、身高、体重、体脂率、肥胖度、膳食结构,血常规,肝肾功能、心肺功能等。如果体重过大不适合卷腹运动和仰卧起坐,不但很难出成果,可能还会出现椎间盘问题;年纪大的老年人,不适合动感操、动感单车、越野跑等运动;经常上夜班的人群,不适合晨练;体重过轻的人群,本来就没有多少肌肉,让他去上大重量举重重量增肌,肯定不合适(图 9)。

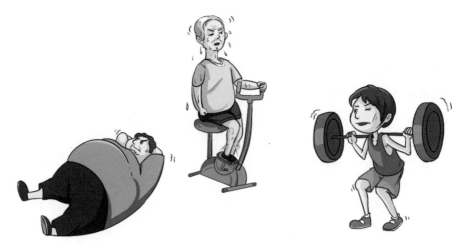

图 9　要选择做适合自己的运动

其次,对于有基础疾病的患者,有些专业运动测评需要进行。如,运动前风险筛查问卷。

最后,如果没有特别明显的疾病或不适宜运动的体征、症状,开始制订合理的运动方案:

（1）一次完整的运动应包括热身、拉伸、相关运动和整理活动。

（2）热身、拉伸：包括5~10分钟的低至中等强度的有氧运动和肌肉耐力活动。

（3）相关运动：①有氧运动：运动频率是每周进行3~5次；运动频率随运动强度而变，每周运动时间累积至少150分钟。对于营养不良的人群，刚开始不要求强度很大，建议进行大肌肉群、规律的有氧运动，如健步走、游泳、有氧健身操、动感单车等。体重过大的人，刚开始运动，慢跑速度可以很慢，1千米跑10~15分钟，每天坚持2千米，每周3次，随耐受度提高，逐渐提高速度和路程；②抗阻运动：运动频率每周应对每个大肌肉群（如胸部、肩部、上背部、下背部、腹部、臀部和下肢）进行2~3次练习。同一肌肉群练习的时间间隔应至少为48小时。例如：周一、周四进行下肢肌肉练习，周二、周五进行上肢肌肉练习。通常选择60%~80%的最大负重量。例如，某患者用尽全力一次最多可以用手臂提起20千克的重物，此手臂的最大负重量为20千克，进行手臂力量练习时选择的负重量应为12~16千克。患者也可以根据运动中疲劳感觉来判断负重量，选择的重量应满足每组练习进行8~12次后感觉到疲劳。可进行12次以上，说明负荷量偏低；达不到8次，说明负荷量偏大。对于没有规律进行抗阻运动或年老、体弱的个体来说，也可以利用自身肢体的重量进行自重练习，运动方式应选择包括多关节的混合运动，如俯卧撑、仰卧起坐、蹬腿等。运动进展速度开始抗阻训练的初期应采用小负重、多重复、各个肌群交替练习的原则。在肌肉耐力提高的过程中，应以增加重复次数、缩短组间休息时间来增加运动量，而不是增加负重量。这样可以有效降低肌腱损伤的风险，也能够提高个体的依从性。

33. 营养不良的训练原则

一般运动训练计划遵循4个基本原则。

原则一，训练的特异性，是指对训练的运动方式以及运动量和强度可产生特异性的生物学适应的原则。如一个阻力训练方案是低重、多次、中等组数，可增加肌肉的耐力，但不能增加肌肉的最大力量和增大肌肉。而大重量、中等次数、多组数的训练方案，可增大肌肉，但不能提高肌肉耐力。

原则二，渐进性超量负荷，指负荷的水平要不断增加。如一名锻炼者最初的最大卧推力量是100千克，采用70千克3组，每组10次，每周3次，训练一个月,其最大力量提高到 105 千克。

原则三,失用性,即用则进,废则退。训练适应不是永久性的,一旦停止这些训练变化或负荷刺激,系统功能又会回归到日常所需要的水平。所以要一直坚持运动,哪怕是以前的最小负荷。

原则四,个体化,对运动训练的适应能力主要受遗传因素的影响,遗传主要对训练适应的快慢和适应程度有重要的影响作用。例如都进行运动的人,有些人很容易长肌肉,而有些人却很难,有的人对力量训练反应很好,但对耐力训练反应不佳,反之亦然。

原则五,不能只做一种运动,主要包括有氧运动和抗阻运动,可交叉进行。

原则六,通过监测心率来判断运动强度。目标心率 = 最大心率 × 强度 %。最大心率 =220- 年龄。例如,65 岁的个体进行 50% 强度的运动,则他的最大心率为 155 次 / 分,运动中的目标心率为 77 次 / 分。

34. 营养不良可以自购"补品"治疗吗

不可以,尽量在医生和营养师的建议下食用。

营养不良是一个公共卫生问题,无论是医院住院患者还是社区居民的营养不良患病率和发生率均较高。每每遇到这些情况,家属们经常是各种补品大包围,钱没少花,营养却并未改善,充其量也只是获得了一点点心理安慰。更有甚者贻误病情,雪上加霜,错失治疗时机。好的营养状况才是疾病康复的基本保障,正确的选择很重要!

存在营养不良或营养风险的各类住院患者,能量和蛋白质摄入量较低的患者,患有慢性疾病的患者,需要高能量饮食的患者,有咀嚼和吞咽障碍的患者,虚弱或食欲降低的老年人,部分接受手术或放、化疗的恶性肿瘤患者,需要额外添加营养补充剂来改善营养状况,但是不建议营养不良患者自购药物治疗。

整罐的全营养制剂产品,不是根据病情和生化指标来进行个体化配制的,更适合在非疾病状态下人群的营养补充,如果已经发生疾病症状,确诊某些营养素摄入不足,全营养制剂没办法根据病情调整配方,用起来也是徒劳,甚至有些产品确实不适合患者当时的病情,此时请到医院咨询营养医师。

35. 药物也会引起营养不良吗

会。

随着经济繁荣,医药科学的发展,新药不断问世,各种营养强化食品竞相涌入市场。给药途径并不只限于口服。药物配伍、营养与药物的相互作用问题日益突出。不少人为了防病治病,或计划生育的需要,往往未经医生的指导,盲目滥用所谓"特效药"或营养补品,不了解长期大量服用某些药物可能造成营养失调。无病吃补药、补品,或不恰当地滥用抗生素则危害更大。

急慢性胃炎或十二指肠溃疡的患者,常服氢氧化铝(片剂或凝胶)来治疗胃痛和胃酸过多。长期服用这种胃药,其中的铝可在肠道内与磷酸结合,形成磷酸铝,随粪便排出。磷被大量消耗掉,不能与钙形成骨盐,导致骨质软化。

治疗便秘时服用的矿物油(液状石蜡)可溶解脂溶性维生素(维生素 A、维生素 D、维生素 E、维生素 K),使它们随粪便排出体外,肠蠕动加快,也减少小肠对营养物质的吸收。利尿药也会增加钾、钙、镁、锌的丢失。

新霉素、秋水仙碱等药物影响吸收的另一种情况是损害肠黏膜,使其结构发生缺损,肠酶的活性被抑制,以致大量营养物质(脂肪、脂溶性维生素、B 族维生素、氮、钾、钠、钙和双糖)吸收不良,排出量增加。其他如糖尿病患者口服降糖药双胍类降糖糖片、降血脂药消胆胺及多种抗癌药物都可通过不同机制减少脂溶性维生素及脂肪的吸收。

有些药物如抗惊厥药(苯巴比妥、苯妥英钠)和镇静药等能增加药物代谢酶的活性,加速维生素 D 的分解,减少体内储存量,影响钙在体内的运转。长期服用泼尼松及其他糖皮质激素也可抑制维生素 D 的形成,阻碍钙的运转,减少钙、磷及维生素 A 和 B 族维生素的吸收。钙、磷严重缺乏,可导致佝偻病或骨质疏松。

有些药物结构与某些维生素相类似。如抗惊厥药和阿司匹林可促使叶酸从所结合的蛋白上解离,加速排出,减少其吸收或利用。其他如抗癌药甲氨蝶呤、治疟疾药乙氨嘧啶、利尿药氨苯蝶啶,以及磺胺增效剂等都有干扰叶酸的作用。

治疗震颤麻痹的药和左旋多巴等都可与维生素 B_6 结合成复合物,促其排泄,增加其需要量。

抗凝药双香豆素可抵消维生素 K 的作用。长期应用广谱抗生素和磺胺药可抑制肠道正常菌群的生长,造成菌落失调,使维生素 K 和生物素等的生物合成减少。

服用小苏打(碳酸氢钠)可抑制人体对铁的吸收,考来烯胺、异烟肼等可降低铁的储存和利用。长期服用上述药物可因缺铁而发生贫血。

口服避孕药可降低体内维生素 B_2、维生素 B_6、维生素 B_{12}、维生素 C、叶酸和锌的营养水平,从而改变服药妇女对一些维生素和矿物质的需要。如不从饮食上注意或做相应的补充,则可出现贫血、吸收不良、精神抑郁等不同程度的营养缺乏症状。

有些药物如治疗心脏病的洋地黄、抗癌药物甲氨蝶呤等服后会引起恶心、呕吐、味觉异常、不愿进食,减肥药苯甲胺类可抑制食欲,减少进食量,使营养素的摄入不足。

以上例子说明药物可通过不同机制影响营养物质的摄入、消化、吸收,妨碍其代谢,加速其流失,降低其利用,干扰其生物合成,耗竭营养素的体内储存,从而引起营养缺乏。

三、膳食指导篇

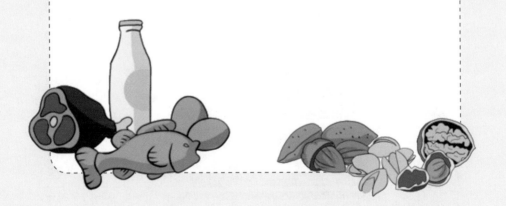

1. 平衡膳食与合理营养有什么关系

平衡膳食与营养密不可分。首先,平衡膳食能够使我们合理地从食物中摄取各种营养素;其次,营养是平衡膳食的最终目标,也是平衡膳食极为重要的部分。我们的食物是多种多样的,各种食物所含营养各有不同。除母乳外,任何一种天然食物都不能提供人体所需的全部营养素。因此,为了满足人体营养需求,我们提倡平衡膳食。

那什么是平衡膳食呢?平衡膳食是指全面均衡地满足机体营养(能量和营养素)需求的膳食,其中"全面"是指膳食中营养素种类齐全(即含有人体所需的蛋白质、脂类、碳水化合物、矿物质、维生素、水和膳食纤维等各类营养素)、数量充足(即能够充分满足机体生理需要量),"均衡"是指膳食中各营养素之间保持适宜的比例关系,能够有效被机体吸收利用(图 10)。

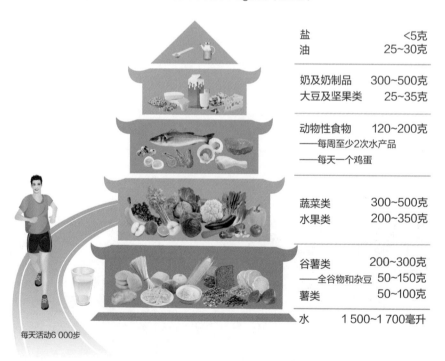

图10　中国居民平衡膳食宝塔(2022)

那到底怎样才能做到平衡膳食呢？首先,饮食行为上,应该做到不偏食、不挑食,食物多样,建议平均每天至少摄入12种以上食物,每周25种以上最佳。其次,食物选择上,做到以谷类为主,多吃蔬果、全谷物、奶类、大豆,提倡餐餐有蔬菜,天天吃水果,吃各种奶制品,经常吃豆制品,适量吃坚果、鱼、禽、蛋、瘦肉。再次,还要注意少盐少油,控糖限酒。最后,还要采取合理的膳食制度即把每天的食物定质、定量、定时地分配到各餐次,并采取健康的烹调方式。

2. 如何搭配营养好

巧妙搭配和合理烹调不仅可以增加食物品种数量,还可提高食物的营养价值和改善食物的口味口感。

（1）粗细搭配:主食应注意增加全谷物和杂豆类食物,因为加工精度高的谷类,会引起人体较高的血糖应答。烹调主食时,大米可与全谷物稻米(糙米)、杂粮(燕麦、小米、荞麦、玉米等)以及杂豆(红小豆、绿豆、芸豆、花豆等)搭配食用,传统的二米饭、豆饭、八宝粥等都是增加食物品种、实现粗细搭配的好方法。谷类蛋白质中赖氨酸含量低,豆类蛋白质中富含赖氨酸,但甲硫氨酸含量较低,谷类和豆类食物搭配,可通过蛋白质互补作用提高蛋白质生物价。生物价(biological value,BV)是反映食物蛋白质消化后,被机体利用程度的一项指标,最高值为100。生物价越高,说明蛋白质被机体利用率越高,即蛋白质的营养价值越高。

（2）荤素搭配:"荤"指动物性食物,"素"指植物性食物。动、植物性食物搭配烹调,可以在改善菜肴色、香、味的同时,提供各类营养成分,如什锦砂锅、炒杂菜等。

（3）色彩搭配:食物呈现的丰富多彩颜色能给人视觉上美的享受,刺激食欲,食物营养搭配上也简单可行。如什锦蔬菜,五颜六色代表了蔬菜不同植物化学物、营养素的特点,同时满足了食物种类多样化。

3. 五谷为养——粮谷类食物与营养不良有啥关系

粮谷类食物对于人体健康是大有裨益的。以前的"五谷"是指稻、麦、黍、稷、菽五种粮作物。黍指玉米,也包括黄米,稷指粟,菽指豆类。而现在普遍认为"五谷"泛指各种粮食作物,或称"五谷杂粮"。

《黄帝内经》说"五谷为养",即是以五谷为维持人体生命活动基本物质或基本营养。谷物含有丰富的碳水化合物,是人体最经济的能量来源,也是 B 族维生素、矿物质和膳食纤维的重要来源。谷物为主是我国传统膳食结构的重要特点,这种膳食结构模式和以动物性食物为主食的膳食结构模式相比,其人群的心、脑、血管性疾病,高血压、糖尿病等"现代文明病"的发病率明显低得多。

　　虽然谷类食物是提供能量来源的基本物质,但其脂肪和蛋白质含量较低,还需配合其他食物食用以维持营养平衡,否则可导致消瘦、生长迟缓、营养素缺乏等营养不良症。食物多样、谷物为主才是我们应该选择的平衡膳食模式。

　　中国居民膳食指南建议我们每天的膳食应包括谷薯类、蔬菜水果类、畜禽鱼蛋奶类、大豆坚果类等食物。平均每人每天摄入 12 种以上食物,每周 25 种以上。谷物虽好,但不可贪食、多食,指南建议每天摄入谷薯类食物 200～300 克,其中全谷物和杂豆类 50～150 克,薯类 50～100 克(表 5)。

੫. 杂粮有营养吗

　　杂粮是很有营养的,杂粮的某些微量元素,例如铁、镁、锌、硒的含量要比细粮多一些。这几种微量元素对人体健康的价值是相当大的。杂粮中的钾、钙、维生素 E、叶酸、生物类黄酮的含量也比细粮丰富。在我国传统饮食习惯中,小米、玉米、青稞、大麦、燕麦等杂粮常作为主食来食用,杂粮种类多样,也包括杂豆,种类不同,营养成分及作用也不尽相同。

　　(1) 小米:又称粟、谷子,为我国北方的主要粮食作物之一,其所含蛋白质、脂肪及钙、磷、铁等多于大米,蛋白质中苏氨酸、色氨酸、甲硫氨酸含量也高于一般谷粮,B 族维生素含量较丰富,民间常用小米粥作为产妇的滋补品。

　　(2) 玉米:玉米可以吃新鲜的,也可做成玉米面、玉米糁。玉米粒中蛋白质含量为 8.8%,脂肪含量为 3.8%,比精白米面高 5～6 倍,其中 50% 以上为亚油酸,还含有谷固醇、卵磷脂、维生素 E 等营养素,具有降低血清胆固醇,防止高血压、冠心病等作用。玉米中还含有较多的钙和镁,对维持心肌正常功能起到良好作用。玉米中的烟酸为结合型,加碱或小苏打可使其分解为游离型,更好地被人体利用。

表5　不同人群谷薯类食物建议摄入量

食物类别	单位	幼儿/岁		儿童青少年/岁				成人/岁		
		2~	4~	7~	11~	14~	18~	65~
谷类	克/天	85~100	100~150	150~200	225~250	250~300	200~300	200~250
	份/天	1.5~2	2~3	3~4	4.5~5	5~6	4~6	4~5
其中全谷物和杂豆类	克/天	适量	适量	30~70	50~70	50~100	50~150	
薯类	克/天	适量	适量	25~50	25~50	50~100	50~100	50~75
	份/周	适量	适量	2~4	2~4	4~8	4~8	4~6

注:能量需要量水平计算按照2岁~(1000~1200千卡/天),4岁~(1200~1400千卡/天),7岁~(1400~1600千卡/天),11岁~(1800~2000千卡/天),14岁~(2000~2400千卡/天),18岁~(1600~2400千卡/天),65岁~(1600~2000千卡/天)。

摘自:中国营养学会. 中国居民膳食指南(2022). 北京:人民卫生出版社. 2022.

（3）燕麦：蛋白质含量高达15%（个别品种可高达21%），所含赖氨酸也是其他谷类所不及，脂肪含量为6.7%，超过其他谷粮1~5倍，其中亚油酸含量较多，其余为磷脂、胆碱、谷固醇与维生素E以及丰富的矿物质和微量元素（钾、钙、镁、铁、锌、锰、硒等）。燕麦可加工制成片状干品，即燕麦片，营养丰富，如加入牛奶中作为早餐食用更为理想。

（4）薏苡仁：又名米仁、药玉米，蛋白质含量18.7%，比粳米、籼米、糯米蛋白含量高出数倍，其脂肪、钙、磷、铁等营养成分也较高，还含有薏苡仁酯、薏苡仁素、谷固醇、生物碱等，营养丰富，煮粥、蒸饭是很好的选择。

（5）大麦：富含维生素、微量元素和膳食纤维，其营养成分综合指标符合现代人们对营养的要求，也是酿造啤酒的主要原料。

5. 如何才能吃好全谷物与杂豆

全谷物是指未经精细化加工或虽经碾磨/粉碎/压片等处理仍保留了完整谷粒所具备的胚乳、胚芽、麸皮及其天然营养成分的谷物。杂豆指除了大豆之外的红豆、绿豆、芸豆、花豆等。

全谷物保留了天然谷物的全部成分。与精制谷物相比，全谷物可提供更多的B族维生素、矿物质、膳食纤维等营养成分及有益健康的植物化学物。杂豆食物蛋白质含量达20%以上，膳食纤维、钙、铁含量较高。

（1）膳食好搭档：全谷物和杂豆类食物种类多样，营养丰富。推荐每天吃全谷物和杂豆类食物50~150克，相当于一天谷物的1/4~1/3。全谷物面包、燕麦片早餐等都可以作为膳食的一部分。杂豆与精白米面可搭配食用，不同食物的混合可均衡和提高膳食营养优势。

（2）融入主食中：全谷物如小米、玉米、燕麦、全麦粉等都可以直接作为主食，一日三餐中至少一餐用全谷物和杂豆类，如早餐吃小米粥、燕麦粥、八宝粥、绿豆粥等。午餐、晚餐中，可在小麦面粉中混合玉米粉、绿豆粉，或者选用全麦粉；白米中放一把糙米、燕麦、红小豆、绿豆等（适宜比例：全谷物占1/3）来烹制米饭；杂豆还可以做成各种豆馅，是烹制主食的好搭档。

（3）融入菜肴中：有些杂豆食物可做成可口菜肴，如将芸豆、花豆、红豆煮松软后，适当调味后可制成美味凉菜，绿豆或红豆泡胀冒芽可以炒菜。

（4）巧用现代炊具：全谷物入口感觉粗糙，习惯精制米面细软口感的消费者，食用全谷物初期会不适应。对此，可发挥现代厨房炊具的作用来改善口感，例如用豆浆机制作五谷豆浆或全谷物米糊，采用电饭煲、高压锅烹煮八宝粥，采用电蒸锅蒸玉米棒、杂粮馒头、红薯，均可使其口感柔软。另外，加入芝麻粉、葡萄干和大枣等，可使全谷物食物更美味。

6. 薯类食物该怎么吃

根据《中国居民膳食指南（2022）》推荐，成人应当每日食用50～100克薯类。马铃薯与甘薯、木薯和芋薯等同属于薯类。新鲜薯类水分含量较高，可达69.0～79.8克/100克，其蛋白质、碳水化合物、矿物质及维生素含量均高于水稻、小麦和玉米。薯类含有丰富的膳食纤维，可以促进胃肠蠕动，具有预防便秘等功效。那么我们应该如何正确地食用薯类食物呢？

（1）薯类主食化：马铃薯和红薯可以通过蒸、煮或烤的方式来食用，可以代替主食食用。也可以切块放入大米中一起烹煮后食用。早餐选择薯类作为主食，再配上牛奶，营养相对均衡。

（2）薯类做成菜品：炒土豆丝是我国居民的家常菜。但是为了保护马铃薯中的维生素C，烹炒马铃薯时不要切得太细太小，切后不要再用水冲洗。还可以搭配蔬菜或者肉类一起烹调，比如土豆炖牛肉、山药炖排骨、山药炒三鲜等。

（3）薯类还可以作为零食食用：比如烤红薯干、烘焙原味薯片等，但是一定注意不宜多吃油炸薯条和油炸薯片。

7. 怎么样喝粥才营养

粥是我国居民餐桌上的常客，素有细软、好消化、口味清淡、制作简单的特点。粥大致分为以下几类：面粥、麦粥、豆粥、菜粥、果粥、肉粥及食疗药粥等。各种形式的粥让人眼花缭乱，如何做到有营养地喝粥呢？想必大家肯定感兴趣。这里给大家介绍两个小窍门。

（1）随着生活水平的提高，人们在煮粥时，常会选择添加其他食材增加口感，怎么合理地选取添加的食材呢？这里有小窍门推荐给各位朋友们。大家根据自己的口味和喜好，分别在杂豆类（绿豆、赤小豆），薯类（红薯、番薯等），蔬果类（芹菜、菠菜、香蕉、苹果），肉类（鱼肉、虾肉）四大类食物中选择不同种类的食材，做到食物种类多样，建议尽量选择应季食材。这样既满足我们的味蕾，又满足《中国居民膳食指南（2022）》中的核心推荐之一"食物多样，合理搭配"；推荐平均每天摄入 12 种以上食物,每周 25 种以上。因此日常在稀饭中添加的辅料种类当然越多越好,大家可以在原来的稀饭中自己搭配组合,做到搭配丰富,均衡营养。

(2) 很多人在做粥的时候,为了使粥更软烂会往锅里加一点碱。这样其实是不正确的。因为碱能破坏米中的维生素 B_1。所以大家煮粥时,可以文火多煮一会儿,尽量避免在粥中放碱(玉米除外)。

最后温馨提示,喝粥的温度以 45℃左右为宜。太凉或太烫都不建议食用。

8. 面食如何吃才能做到营养均衡

面食,就是用面粉制作的食品的总称,它的主要营养成分是碳水化合物、蛋白质、脂肪,每 150 克熟面食里含有 1 克脂肪、7 克蛋白质、40 克碳水化合物,能量是 180 千卡。在我国北方一些地区,居民在以面食为主食时,往往会忽视其他种类食物的摄入,从而导致营养摄入不均衡,出现营养不良的状况。那么面食如何吃才能营养均衡呢?

首先,我们在面制品加工过程中可以选择其他粗杂粮粉复合使用,还可以加入牛奶等制品,一方面可以增加膳食纤维的摄入量,另外还可以增加蛋白质等其他营养素的摄入量。

其次,注意和其他食物进行搭配。如果一餐以面条、臊子面、拉面等面食为主,只配以少量的蔬菜、动物性食物时,应在其他餐次适当增加蔬菜和动物性食物等品种和数量,保证一天的营养均衡。

最后,我们应该间隔地食用面食,经常变换主食品种,增加食物种类,想要保持一个健康的身体,就要根据《中国居民膳食指南(2022)》中的要求,保证食物的多样性和均衡合理的膳食结构,不要过度单一地食用一种食物,避免营养素不能全面补充,要保持营养的均衡。

9. 为什么建议"餐餐有蔬菜"呢

一直以来,我们都推荐大家多吃蔬菜,其实,这是有科学根据的。

首先,蔬菜富含人体所需要的矿物质、维生素、膳食纤维和植物化学物。研究表明,蔬菜对于满足人体微量营养素的需要,保持人体肠道正常功能以及降低慢性病发生风险等具有重要作用。蔬菜中含有各种植物化学物、有机酸和芳香物质等成分,能够增进食欲,帮助消化,促进人体健康。增加蔬菜摄入可以降低脑卒中和冠心病发病风险以及心血管疾病死亡风险,降低胃肠道癌症发病风险。

其次,蔬菜种类繁多,每类蔬菜各有营养特点。根据颜色深浅可把蔬菜分为深色蔬菜和浅色蔬菜两大类:深色蔬菜是指深绿色、红色、橘红色、紫红色蔬菜,例如菠菜、油菜、芹菜、西蓝花、西红柿、胡萝卜、南瓜、红辣椒等。深色蔬菜富含胡萝卜素以及叶绿素、叶黄素、番茄红素、花青素等多种色素,不仅口感和香气上拥有丰富的味道,还具有抗氧化生理活性。

另外,蔬菜水分含量较多(新鲜蔬菜一般含水量在 65%～95%),其中所含能量很低。因此,多吃蔬菜可以增加饱腹感,降低食欲,保持健康体重。

建议大家在膳食搭配上要讲究荤素搭配、做到餐餐有蔬菜。在食堂就餐时,每顿饭蔬菜也应占到整体膳食餐盘的一半。这样,才能保证一日 300～500 克蔬菜摄入量。

10. 多吃蔬菜、水果对血脂高的患者有帮助吗

蔬菜水果中富含多种维生素、多种矿物质、膳食纤维等,研究发现,每日摄入 400～500 克新鲜蔬菜、200～400 克新鲜水果有助于降低冠心病、高血压、脑卒中的危险。

蔬菜、水果还富含膳食纤维,膳食纤维不被人类胃肠道酶所消化,一方面增加肠道内容物容积,促进肠蠕动,促进排便,从而减少脂肪在肠道的吸收,起到降血脂的作用。有些水溶性纤维能与食糜中胆固醇结合,使胆固醇的排出量增加,并减少胆固醇的肠肝循环,降低血清胆固醇水平。同时,富含膳食纤维的蔬菜能量密度低,有助于控制体重,同样降低冠心病发病风险。水溶性膳食纤维还是肠道益生菌的底物,有助于肠道益生菌生长,后者可产生短链脂肪酸,进入血液后调节脂代谢,也起到降血脂的作用。所以,多吃蔬菜、水果对血脂高的患者是有帮助的。

11. 富含叶酸、维生素 B_{12} 饮食有什么好处

叶酸与维生素 B_{12} 是具有营养神经作用的维生素,可以改善脑卒中后认知障碍,是神经系统疾病常用维生素,除此之外,叶酸与维生素 B_{12} 还可以降低脑卒中患者血清同型半胱氨酸水平,改善疾病的预后。确诊为脑卒中患者的稳定期与恢复期,可以考虑长期给予 B 族维生素治疗来降低脑卒中发病高危因素血清同型半胱氨酸水平,其预防用量为 2.5 毫克叶酸;0.5 毫克维生

素 B_{12}；25 毫克维生素 B_6。

叶酸、维生素 B_{12} 尽可能从食物中获取。富含叶酸的食物有深绿色蔬菜、土豆、水果、西红柿、牛奶、动物肝脏等；富含维生素 B_{12} 的食物有动物肝脏、牛肉、猪肉、蛋、奶及奶制品等。

12. 为什么预防缺铁性贫血时强调多吃蔬菜水果

新鲜的蔬菜和水果含有丰富的维生素 C，而维生素 C 具有很强的还原性和酸性，在胃肠内有助于使食物（特别是植物性食物）中铁保持易吸收状态，从而提高这些食物中铁的吸收率，因此有助于预防贫血。所以，预防缺铁性贫血时，不但强调增加含铁丰富的食物摄入，也强调同时吃新鲜蔬菜水果。在治疗缺铁性贫血时，维生素 C 与补铁药物同时服用效果更好。

13. 多吃蔬菜、水果和薯类有什么好处

蔬菜与水果含有丰富的维生素、矿物质和膳食纤维，也含有多种抗氧化物质。各种蔬菜，如白菜、油菜、芹菜、苋菜、木耳菜、盖菜、雪里蕻、小萝卜缨儿和茴香等绿色叶菜，含有丰富的矿物质和维生素。红、黄、绿等深色蔬菜中维生素含量超过浅色蔬菜，它们胡萝卜素和维生素 B_2 含量最多（如黄色南瓜、胡萝卜）。这些蔬菜也是维生素 C、叶酸、钙、磷、钾、镁、铁及膳食纤维的重要来源。所有的新鲜蔬菜都含有维生素 C，各种辣椒、绿叶菜维生素 C 含量都很高。黄瓜、西红柿等维生素 C 的含量虽不如绿叶菜多，但能生吃或冷拌，烹调损失少，所以也是维生素 C 一个良好来源。

蔬菜的营养与水果相比，除鲜枣、猕猴桃、柑橘等维生素 C 含量特别高以外，很多水果中维生素和矿物质的含量不如蔬菜，尤其不如绿叶蔬菜。但水果含有的葡萄糖、果糖、柠檬酸、苹果酸、果胶等物质又比蔬菜丰富。我国近年来开发的猕猴桃、刺梨、沙棘、黑加仑等也是维生素 C、胡萝卜素的丰富来源。经常吃不同种类的水果可增进食欲，帮助消化，对人体健康非常有益。

薯类包括马铃薯（土豆）、白薯、木薯等，是我国传统膳食的重要组成部分，它们除了提供丰富的碳水化合物、膳食纤维及 B 族维生素外，还有较多的矿物质和其他维生素，兼有谷类和蔬菜的双重好处。近年来随着生活改善，人们消费薯类减少，这是一种不好的趋势，应当提倡多吃些薯类。

中国居民膳食指南建议,每天膳食中含有 300～500 克蔬菜及 50～100 克薯类,200～350 克水果,这在保护心血管健康、增强抗病能力、减少维生素缺乏症的危险及预防某些癌症等方面有着重要的作用。

14. 水果摄入过量也会发胖吗

会。水果的营养价值较高,富含维生素 C、钾、镁等矿物质和膳食纤维,并且口味甜美,能量低,饱腹感较强,因此水果成为了很多减肥朋友的第一选择。虽然食用适当量的水果可以降低成年人体重增长的风险,但是过量食用水果反而会有发胖的风险。这是由于有些水果中果糖的含量十分丰富,果糖是一种易被身体利用的能量物质,过量的不被人体所利用的果糖就会被转化为脂肪储存在机体中,使我们发胖。

水果中果糖含量为 5%～13%,其中,富含果糖的水果主要有苹果、香蕉、草莓、梨、芒果等。吃一斤橘子,再吃一个苹果,这就大约相当于是一碗米饭的能量了,与此同时不减少其他食物的量,三餐照样吃,就很容易长胖了。中国居民膳食指南建议成人每天最好能吃 200～350 克水果。

15. 吃水果有什么小窍门呢

(1) 应变换购买种类:北方水果的种类不及南方多,大家可以通过互联网去购买全国各地的新鲜水果,购买水果的品种应尽量多些,每一种的量少些。

(2) 选择新鲜应季的水果:最好现买现吃,不用储存太久,以免贮藏过程中维生素和植物化学物质的损失。

(3) 水果和蔬菜不能相互替换:蔬菜品种远多于水果,而且蔬菜(深色蔬菜)的维生素、矿物质、膳食纤维和植物化学物的含量高于水果。水果中的碳水化合物、有机酸、芳香物质比新鲜蔬菜多,且水果食用前不需要加热,其营养价值不受烹调因素的影响。

(4) 果汁并不能代替鲜果:果汁在榨制过程中,会造成维生素 C 和膳食纤维等的损失,所以,尽可能吃新鲜水果。如果榨制果汁,应现榨现喝,并保留果渣,一起食用。

(5) 对于爱吃水果,又担心发胖的朋友,建议可以将金橘、石榴、樱桃、枇杷、柠檬等含果糖量低的水果作为首选(表6)。

表6　不同人群蔬菜水果、全谷物、奶类、大豆、坚果类食物建议摄入量

食物类别	单位	幼儿/岁		儿童青少年/岁			成人/岁	
		2~	4~	7~	11~	14~	18~	65~
蔬菜	克/天	150~250	200~300	300	400~450	450~500	300~500	300~450
	份/天	1.5~2.5	2~3	3	4~4.5	4.5~5	3~5	3~4.5
水果	克/天	100~200	150~200	150~200	200~300	300~350	200~350	200~300
	份/天	1~2	1.5~2	1.5~2	2~3	3~3.5	2~3.5	2~3
奶类	克/天	500	350~500	300	300	300	300	300
	份/天	2.5	2~2.5	1.5	1.5	1.5	1.5	1.5
全谷物和杂豆类	克/天	适量		30~70		50~100	50~150	
	份/天	—	—	—	—	—	—	—
大豆	克/周	35~105	105	105	105	105~175	105~175	105
	份/周	1.5~4	4	4	4	4~7	4~7	4
坚果	克/周	—	—	—	50~70(5~7份)			

摘自：中国营养学会．中国居民膳食指南（2022）．北京：人民卫生出版社，2022.

16. 果汁等加工水果制品可以替代鲜果吗

不能。

由于新鲜水果一般难以长期保存,携带和摄入比较麻烦,因此人们发明了各种水果加工制品,以延长保质期和方便食用。常见的水果制品有果汁、水果罐头、果脯、干果等。果汁是由水果经压榨去掉残渣而制成,但这些加工过程会使水果中的营养成分如维生素 C、膳食纤维等产生一定量的损失,有的产品还添加了糖。果脯是将新鲜水果糖渍而成,维生素损失较多,含糖量较高。果干是将新鲜水果脱水而成,维生素有较多损失。水果制品失去了新鲜水果的感官、自然香味等天然特征,维生素等营养素流失较多,所以不能代替新鲜水果。用果汁代替水果对儿童健康也不利,易使儿童牙齿缺乏锻炼,面部皮肤肌肉力量变弱,眼球的调节功能减弱。但是在外出需要携带方便情况下,或者水果不足时,可以用果汁等制品进行补充。

17. 为什么要提倡一生不断奶

奶类富含钙,是优质蛋白质和 B 族维生素的良好来源,不管处于生命的哪个阶段,奶制品对于维持我们的身体健康都有着重要的意义。

对于 6 月龄内的婴儿,母乳喂养能满足婴儿全部液体、能量和营养素的需要,同时又能完美地适应其尚未成熟的消化能力,并促进其器官发育和功能成熟。

所以对于 7~24 月龄婴幼儿,WHO 建议在合理添加辅食的基础上继续母乳喂养至两岁或者两岁以上。

2~5 岁(也称为学龄前儿童)是儿童生长发育的关键时期。每天饮用300~400 毫升的奶或相当量奶制品,可保证 2~5 岁儿童钙摄入量达到适宜水平。

学龄儿童(6~17 岁)正处于在校学习阶段,生长发育迅速,为满足骨骼生长的需要,要保证每天喝奶及奶制品 300 毫升或相当量奶制品。

对于正常成年人,每天饮奶 300 毫升或相当量的奶制品,可以促进骨骼健康。

孕期和哺乳期是女性生命中的两个特殊阶段,孕期营养状况的优劣对胎儿的生长发育直至成年后的健康可产生至关重要的影响,乳母营养的好坏还直接关系到母乳喂养的成功和婴儿的生长发育。推荐孕妇与乳母每天饮奶总量达 500 毫升。

对老年人来讲,牛奶中的乳清蛋白对促进肌肉合成、预防肌肉衰减大有益处。同时牛奶中的钙也可有效改善老年人骨质疏松的状况,所以建议老年人多喝低脂奶及其制品。

所以,不管对于哪个阶段的人群来讲,奶类及奶制品都是必需的,所以我们提倡一生不断奶。

18. 为什么要多喝奶

中国居民膳食中奶及奶制品摄入量很低。2010—2012 年中国居民营养与健康监测结果显示,城乡居民平均每标准人日奶类及其制品的摄入量为 24.7 克,远低于《中国居民膳食指南(2022)》指导的 300 克每日摄入量。奶制品摄入量的不足造成我国居民普遍缺钙,一般居民膳食中钙的摄入量平均只达到推荐供给量的一半左右。缺钙再加上体内维生素 D 不足,婴幼儿中常有"方颅""鸡胸"、O 形腿或 X 形腿的状况发生,中老年人中发生骨折的也比较多,这就是与缺钙有关的佝偻病和骨质疏松症的表现。

奶类是钙最好食物来源,同时含有丰富的优质蛋白质,其必需氨基酸的比例合适,适于人体利用,还含有人体必需的维生素 A、维生素 B_1、维生素 B_2,所以人在一生中都应该喝牛奶或吃奶制品。

《中国居民膳食指南(2022)》建议,每天平均应摄入奶或奶制品 300 克。约相当于鲜奶 300 毫升,或酸奶 300 克,或奶粉 37.5 克,或奶酪 30 克。这样每天从奶类获得的钙就在 300 毫克以上,可以有效地改善钙摄入量过低的现状。

19. 为什么每天喝牛奶还会缺钙

牛奶中富含钙质,是膳食钙和优质蛋白质的重要来源。我国居民长期钙摄入不足,膳食摄入中钙缺乏较明显,中国人膳食中钙的摄入量还达不到膳食指南推荐量的一半,仅为 366.1 毫克。对很多朋友来说,自己天天喝牛奶,但还是出现缺钙的问题,为什么会出现这种情况呢? 下面让我们来分析可能的原因。

(1) 经常吃油炸的食物,油炸食物中的能量和油脂都非常高,而大量的油脂会影响到身体对于钙和蛋白质的吸收,就算每天喝牛奶,但你每天也会吃油炸食物,一边补一边难以被吸收,自然起不到效果。

(2)很多人的口味比较重,爱吃盐,但吃盐过多,会破坏体内的钠钾平衡,体内含盐量过高,还会引起细胞缩水或死亡,而身体为了保持这种平衡,就会通过尿液的形式将多余的盐分排出去,进而也会加快钙的排出,会大大降低身体对于钙的吸收率。此外,长期高盐饮食,对血压也不利,还容易引发一系列的健康隐患。

(3)经常喝咖啡、浓茶也容易缺钙,咖啡和浓茶中有大量的咖啡因和磷酸盐,常喝会影响到体内钙离子和磷离子的总量,钙离子会流失,身体的吸收能力会变差,就容易缺钙。

(4)虽然说缺钙就应该补钙,但营养元素之间也存在一定的联系,如果一味地只吃高钙食物,身体对于钙的吸收能力反而会下降,钙流失得或许会更快,所以也要注意补充维生素 D。维生素 D 能够促进钙的吸收,适当晒太阳就能有效促进维生素 D 的合成,进而提高机体对钙的吸收率。

(5)在饮食习惯良好的前提下,适当多吃些有助于补钙的食物,或许就不容易缺钙了,而对于吃什么能补钙,不只有牛奶一种,还有很多食物都是含钙大户,比如空心菜、芥蓝、毛豆、苋菜、黄豆、豆腐、虾皮、带鱼、燕麦、榛子仁、芝麻酱等,经常换着吃,都是有利于补钙的。

20. "现挤奶"营养价值更高吗

"现挤奶"营养价值并不是更高(图 11)。

随着食品工业的发展,现在我们在超市已经能方便地买到各种安全、卫生又营养的奶制品。许多地方兴起奶农将奶牛、山羊直接牵到街头现挤现卖生奶的潮流,并声称现挤的生牛乳更新鲜、更营养。那真是这样吗?请让我们细细为您解答。

有的人以为现挤奶更新鲜、更好,其实刚挤出来的牛奶是不宜食用的。大家能买到的"现挤奶"往往来自城市周边散养户,这种奶源的卫生条件不能有保障。现挤奶容易被沙门菌、大肠杆菌等致病菌污染。还有"布鲁氏杆菌",它可感染猪、牛、羊、狗等多种牲畜,引起动物"布病",人如果接触这些动物,也可以被它感染,引起人的"布病"。但是巴氏灭菌、超高温灭菌等热处理均可以杀死布鲁氏杆菌,因此没有必要直接饮用刚挤出来的牛奶。

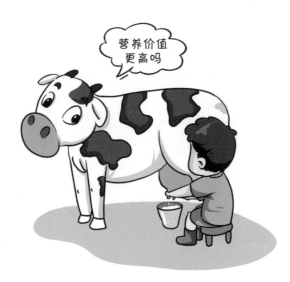

图11　现挤牛奶

　　虽然这些售卖现挤奶的散户再三强调自己的牛奶绿色环保,无添加无污染,但因为缺乏相关的监管,也不具备对所产生牛乳各项指标进行检验的能力,我们无法保证其是否在奶牛养殖中使用抗生素等其他药物,现挤奶的质量安全不能保障。

　　此外,现挤牛奶和售卖的袋装、盒装等牛奶在营养价值上相差不大。

　　因此建议大家不要购买现挤奶,如果一定要买,家庭中最简单的消毒方法是加热消毒,千万要煮开了再喝,且接触过生奶的容器也要清洗消毒,避免交叉污染厨房里其他用具,避免感染细菌。

21. 大豆及其制品有多好

　　大豆的营养价值最高,富含蛋白质、不饱和脂肪酸、钙、钾和维生素E,其必需氨基酸的组成和比例与动物蛋白相似,而且富含谷类蛋白缺乏的赖氨酸,是与谷类蛋白质互补的天然理想食品。大豆蛋白质含量是等量瘦肉的2倍、鸡蛋的3倍、牛奶的12倍。大豆还含有其他有益健康的物质,如大豆异黄酮、大豆甾醇以及大豆卵磷脂等。《中国居民膳食指南(2022)》建议每天吃大豆及其制品25克。每100克大豆含有200毫克左右的钙,如每天吃大豆25克就可以获得50毫克左右的钙。

　　大豆及其制品加工方法不同、烹调方法不同,其消化率也不一样,如将大豆制成豆腐,加工过程中减少膳食纤维,消化吸收率提高了,如再制成腐乳,经过发酵,会使蛋白质分解,不但提高消化吸收率而且会增加维生素 B_{12} 和维生素 B_2 含量,同时可以增加食物风味。将豆类发芽可以增加维生素 C 含量。

22. 怎么样吃坚果才营养

坚果又称为干果、壳果,是一类有坚硬果壳包裹的果实。一般将坚果按照原料来源分成两类:一类是树坚果,包括杏仁、榛子、核桃、腰果、山核桃、松子、板栗、白果(银杏)、开心果、夏威夷果等经济林树种;另一类是果实种子,包括花生、葵花籽、南瓜籽、西瓜子等。由于他们营养丰富且食用方便,越来越受到人们青睐。那么如何吃才能保证健康营养呢?

首先,要注重食用坚果的量。由于坚果含有丰富的脂肪,因而香甜味美,人们稍不注意就会吃多。根据《中国居民膳食指南(2022)》推荐,我国居民每日坚果的摄入量约 10 克,就相当于是每日一小把带壳葵花籽或者核桃 3~4 个,或者是板栗 4~5 个。在实际生活中,偶尔几次吃过量也没什么问题,不过其他饮食就需要清淡少油了。可以尽量选择带壳的坚果,有助于控制食量。

其次,不要只吃一种坚果,可以选择多种坚果。不同坚果营养素含量不同,比如松子和巴旦木膳食纤维最丰富的;腰果氨基酸模式与人体氨基酸模式非常接近;山核桃锌和碘含量最高;核桃中硒含量丰富。仅吃一种坚果,会导致某种营养素过剩,因此推荐大家可以搭配多种坚果或者常更换坚果品种。

最后,建议食用原味坚果,不要总是食用调味加工坚果。调味坚果多添加了较多的糖和盐,容易吃多,对健康造成危害。

23. 常吃坚果能软化血管吗

坚果是一类营养丰富的食品,除富含蛋白质和脂肪外,还含有大量的维生素 E、叶酸、镁、钾、铜及较多的膳食纤维。杏仁、榛子、核桃和腰果并称为世界四大坚果,产量位于世界前列。

坚果中的脂肪主要是单不饱和脂肪酸和多不饱和脂肪酸,它们通过调节膳食中总脂肪酸的组成,而具有降低血清胆固醇及降低血脂的作用。因此,适量坚果不会升高血脂。坚果中的膳食纤维也具有调节血脂的作用,可降低血清胆固醇、低密度脂蛋白水平,摄入量与心血管疾病危险性呈负相关。因此,坚果有软化血管的作用。

　　但是坚果中脂肪含量较高,因此是高能量食品。食用时要考虑它所提供的能量,避免食用过多坚果导致体重增加,甚至是肥胖的发生。尽量吃含盐少的坚果,少吃有糖衣的坚果,避免影响血压及能量。

24. 经常吃适量鱼、禽、蛋、瘦肉,少吃肥肉和荤油的好处

　　鱼、禽、蛋、瘦肉等动物性食物是优质蛋白质、脂溶性维生素和矿物质的良好来源,动物蛋白质的氨基酸组成更适合人体需要,且赖氨酸含量较高,有利于补充植物性食物中赖氨酸不足的缺陷。肉类中铁的利用较好,是预防缺铁性贫血的良好食物。

　　(1) 鱼类及其他水产品的营养:鱼类及其他水产品是理想的高蛋白低脂肪食物。海水鱼和淡水鱼类一般含蛋白质 15%~20%,脂肪 5% 左右。鱼类脂肪含有较多的不饱和脂肪酸,尤其是海鱼,含有较多的长链多不饱和脂肪酸(DHA、EPA),具有降低血脂、防止血栓形成的作用,对于预防动脉硬化和冠心病十分有益。鱼类所含维生素 A、维生素 D 和矿物质的量比畜肉多。虾类蛋白质含量为 18% 左右,矿物质和维生素含量丰富,特别是碘的含量更高。

　　(2) 肉类的营养:肉类泛指畜(猪、牛、羊)肉、禽(鸡、鸭、鹅)肉及畜禽内脏等。肉类所含的蛋白质含量高、质量优,并含有丰富的铁、铜、锌、锰等矿物质及脂溶性维生素。肉类含有的铁是血红素铁,生物利用率高达 20%~25%。除了这些共同特点外,各种肉类也有各自独特的营养价值。畜肉的特点是脂肪含量高,尤其是饱和脂肪,肥肉含脂肪 40%~60%;瘦肉也含脂肪 10%~20%。因此有心血管疾病的或是肥胖者应尽量少吃畜肉,不吃肥肉和内脏类。鱼肉蛋白质含量较高,脂肪含量低,质细嫩易消化,对于体弱的老人和儿童尤为适宜。

　　(3) 动物内脏的营养:畜禽类的内脏如肝、肚、心等所含矿物质、微量元素和维生素比肉多,如猪肝富含维生素 A、维生素 B_2 等,同时还含有丰富的铁和铜,是治疗夜盲症、预防维生素 A 缺乏的极好食物,也是防治缺铁性贫血的好食物。但内脏多含脂肪及胆固醇,不应该吃太多。

25. 多吃肉就不会营养不良吗

中国是肉类消费大国,基本上人人都爱食肉,肉类不仅仅提供了各种营养素以满足我们生长发育的需求,还提供了丰富的色香味来满足我们的食物和感官需求。

肉类属于动物性食物的一大类,是我们膳食的重要组成部分。但是平常有很多的人喜欢吃肉,总也吃不腻,有研究表明,我国15省(自治区、直辖市)18~59岁成人肉类摄入模式不甚合理,摄入过量的现象比较严重,猪肉摄入量所占比例较高,这样就会导致营养不良,出现一系列问题。

首先,缺钙。吃肉太多容易缺钙的原因,主要是过多的蛋白质会增加尿钙的排泄。科学研究发现,膳食中适量的蛋白质有助于钙的吸收,当膳食中蛋白过多,钙的吸收反而降低,而尿排泄钙增加,从而引起钙的缺失,造成骨质疏松等疾病。

其次,各种动物肉类,尤其是红肉(通常指猪肉、牛肉和羊肉)产品,即使不用太担心其中所含的胆固醇,但依然需要食不过量。因为它们的脂肪中往往含有大量不利健康的饱和脂肪,大量证据显示,摄入过高的饱和脂肪会增加患上心血管系统疾病的风险。因此,报告推荐饱和脂肪提供的能量应占总能量的10%以下,建议用不饱和脂肪,特别是多不饱和脂肪代替饱和脂肪。此外,还有大量研究证实,红肉摄入增多会增加心血管疾病、癌症等疾病的风险。再者,肉类中纤维素含量极少,如果大量食用,排泄物在人体的胃肠道中的移动会非常缓慢,消化时间较长,同时也会导致便秘。若食用变质的肉类,存在硝酸盐以及防腐剂等致癌物质,会造成癌症的高发。

26. 烤肉、炸鸡、熏鱼好吃,可以多吃吗

烘烤、油炸、熏制,都是经常使用的食品加工方法,其制成食物往往别具风味。

然而在烘烤过程中,由于烘烤温度过高,有机物受热分解,再经各种环化、聚合反应,就会形成多环芳烃类物质,且燃料中的烟尘也可以直接污染食品;有些熏制方法,使鱼、火腿、红肠,直接与燃料或烟尘接触,也会导致食物多环芳烃含量过高;而油炸食品中,油在高温下反复使用,可以使油脂氧化分解,分解产物又可环化、聚合,从而产生杂环胺类物质,都会对人体健康产生潜在危

险。因此，要少吃这类食物。

如果十分喜爱这类食物，那在进食该类食物时注意要多吃蔬菜、水果，进行合理食物搭配。另也尽量选择适宜的食物制作条件，烘烤选用优质焦炭或用电热，严格控制烘烤温度和时间，油炸要注意控制油温，并且煎炸用油不宜反复使用。采购的熏制、烤制和油炸食品，一旦发现有很重的油烟、烤焦或烤煳现象，甚至沾有机油异味，就不要轻易食用。

27. 为什么说鸡蛋营养丰富

鸡蛋是一种既经济又营养丰富的食材，煮鸡蛋、煎鸡蛋、炒鸡蛋、鸡蛋羹、鸡蛋饼……鸡蛋的做法千变万化，从家庭餐桌到食堂到星级餐厅，鸡蛋可以毫无违和感地出现在各种菜品里。老百姓如此钟爱鸡蛋原因如下：

（1）鸡蛋含有非常丰富的优质蛋白。全鸡蛋蛋白质含量约为 12.8%，而且鸡蛋中含有 9 种必需氨基酸，是最符合人体氨基酸模式的食物，不仅能维持成人的健康，也可促进儿童生长、发育。另外，鸡蛋蛋白质的消化率在牛奶、猪肉、牛肉和大米中也是最高的，可以被人体很好地吸收利用。

（2）蛋清中脂肪含量极少，98% 的脂肪集中在蛋黄内，脂肪呈乳化状，易被人体消化吸收。蛋黄是磷脂的良好来源，其中卵磷脂还有降低血胆固醇的作用，并能促进脂溶性维生素的吸收。

（3）鸡蛋中也含有全部的脂溶性维生素 A、维生素 D、维生素 E、维生素 K 及 B 族维生素和胆碱，同时鸡蛋中还含有铁、锌、磷、钾等常量或半微量元素。

鸡蛋的做法这么多，到底哪种最有营养？

我们比较推荐蒸、煮的方式。水煮蛋口味清淡，不需要额外加入油盐，营养保留全面，好消化好吸收，属于好吃又健康的一种做法。鸡蛋羹的做法是"蒸"，口感滑嫩、有营养、好吸收，很适合儿童及老年人享用。而煎鸡蛋、炒鸡蛋在高温烹炒时，部分营养物质会损失，且极有可能导致食用油摄入超标。

29. 一天一个鸡蛋有没有问题

鸡蛋含有丰富的蛋白，营养吸收率高，价格也经济实惠。那为什么现在还有一部分人会抵触鸡蛋呢，这是因为蛋黄中含有大量的胆固醇，他们认为吃鸡蛋会导致胆固醇过高。但其实，越来越多的研究发现，吃鸡蛋导致高胆固醇是站不住脚的。人体内的胆固醇大部分是自身合成的而不是从食物中获得的，只有约25%的胆固醇是吃进来的，并且机体为了保持胆固醇稳定，吃的胆固醇越多，身体就会通过各种途径减少胆固醇吸收和加快胆固醇排出，人体在一定程度上可以自身调节胆固醇的含量，并不是吃得多，血液里就多。

《中国居民膳食指南(2022》和《美国居民膳食指南(2015)》取消了每天300毫克胆固醇摄入的上限，中国居民膳食指南强调"营养均衡"和"食物多样化"，其中就对蛋类有明确的建议：建议一般人群每周300～350克(大约每天平均一个鸡蛋)，吃鸡蛋不弃蛋黄。对于孕中晚期妇女应增加蛋类的摄入，满足优质蛋白质的需要。

29. "土鸡蛋"与"洋鸡蛋"营养上有差别吗

所谓的"土鸡蛋"指的是农家散养的土鸡所生的蛋，而"洋鸡蛋"指的是养鸡场或养鸡专业户用合成饲料养的鸡下的蛋。一些人士认为，土鸡在自然环境中生长，吃的也都是天然食物，产出的鸡蛋品质自然会好一些，而一般养鸡场生产的鸡蛋，因采用了专门的产蛋鸡种和人工饲料，其营养价值不如土鸡蛋。因此，即使价钱高出许多，很多人还是乐意购买"土鸡蛋"，尤其是给老人、孕妇和孩子吃。

实际上"土鸡蛋"与"洋鸡蛋"的营养成分没有太大差别。养鸡场里的鸡是经过选种，圈养，所吃的饲料都是经过科学配比，营养均衡，洋鸡蛋个头普遍较大。土鸡因为营养不均衡，所以土鸡蛋个头比较小，但是散养状态下的土鸡吃绿叶菜较多，蛋黄中的类胡萝卜素和维生素B_2的含量更高一点，所以蛋黄更大，颜色会更深，当然是不同环境下生长的鸡所产的蛋，可能会存在口感上的差异。

30. 不同肉类加工方法对营养有哪些影响

不同的肉类加工烹饪方法，也会对身体健康造成一定的影响，例如腌肉、火腿等肉质加工食品，为了保存肉类的风味和存储时间，加入了大量的盐等调味品，多食会增加癌症的风险。肉类在烧烤或者高温油炸过程中，会减少蛋白质的利用率，蛋白质发生变性，氨基酸和维生素被破坏，影响机体的吸收，同时肉类中的氨基酸在高温加热过程中，会分解产生导致人体基因突变的物质，脂肪焦化过程中产生的苯并芘是高度致癌物质。

因此我们要注意,多选择新鲜肉类,烹饪时多采取煮、炖、溜等方式,少采取油炸、煎、烤等方式;少吃各种加工肉制品、腌制和熏制肉制品。

31. 吃橄榄油好吗

橄榄油是一种营养价值很高的食用油。橄榄油在地中海地区有几千年食用历史,研究发现,环地中海地区居民摄入脂肪较多,但心脑血管疾病发病率较低,与该地区居民把橄榄油作为主要的食用油有关,即"地中海饮食"。橄榄油富含单不饱和脂肪酸——油酸,用单不饱和脂肪酸代替饱和脂肪酸可降低血浆低密度脂蛋白和甘油三酯水平,并且不会降低高密度脂蛋白水平。我国日常饮食中油酸是最容易缺乏的脂肪酸,因此食用橄榄油在一定程度上具有预防动脉粥样硬化的作用。此外,花生油、葵花籽油、菜籽油、玉米胚芽油等也含有一定量的单不饱和脂肪酸。

中国营养学会推荐单不饱和脂肪酸供能为总能量的 8%~10%。

32. 如何选用食用油才更营养

除了使食物更美味,烹调油是人体必需脂肪酸和维生素 E 的重要来源。那烹调油是不是价格越贵就一定越好呢? 我们将分别列举超市中常见各种油脂的优缺点,帮助大家选出适合自己家庭的食用油(图 12)。

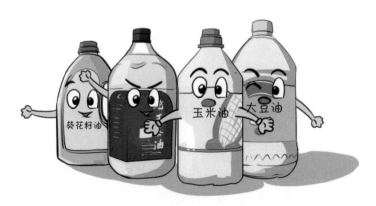

图 12　不同种类的食用油

（1）芝麻油

优点：含丰富的维生素 E 和亚油酸,消化吸收率高。

缺点：不适合煎炸炒菜用,更适合凉拌。

（2）花生油

优点：单不饱和脂肪酸含量较高,比较稳定,更适合炒菜。

缺点：需要采购高质量花生油,防止黄曲霉毒素的影响。

（3）菜籽油

优点：与花生油中脂肪酸的含量结构类似,并且几乎不含胆固醇,适合炒菜。

缺点：含有相对较高成分的芥酸,不易被人体吸收,影响营养价值。

（4）玉米油

优点：亚油酸含量较高。

缺点：耐热性较差,更适合快速烹炒的方式,不宜用来煎炸食物。

（5）大豆油

优点：亚油酸含量高,价格相对来讲最便宜。

缺点：单不饱和脂肪酸相对最低,所以高温下极不稳定,不建议用来煎炸食品。

（6）橄榄油

优点：不含胆固醇,消化吸收率可达到 94%。单不饱和脂肪酸含量高,具有调节胆固醇,预防心脑血管疾病的作用。

缺点：不适合高温加热。橄榄油经高温加热后,不饱和脂肪酸会转变成饱和脂肪酸,对人体健康有害。

（7）调和油

优点：各种脂肪酸比例更符合均衡膳食的要求,能为人体提供更全面的膳食脂肪酸。

缺点：缺少统一的国家标准,建议选购时尽量选择大品牌。

根据脂肪酸比例的差异,综上对比,我们在选择油脂的过程中大概可以参照以下原则(图 13):

（1）拌凉菜：选择芝麻油、初榨橄榄油;

（2）炒菜：选择花生油、菜籽油、玉米油、精炼橄榄油;

（3）煲汤／炖煮：大豆油;

（4）煎炸：煎炸会破坏食物中的营养物质,使其营养价值大大降低,因此我们建议尽可能少地使用这种不太健康的烹调方式,如果必须煎炸的话可以选用调和油。

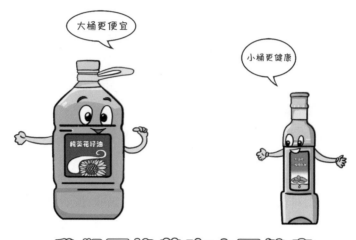

图 13　食用油换着吃更健康

33. 强化食品就更营养,更好吗

强化食品有好处,但是不能盲目乱吃。食品营养强化是将一种或几种营养素加到食物中去,使之适合人类营养需要的一种食品深加工方式。常见的强化食品有加入维生素 B_1 的精白米面、加碘食盐、加赖氨酸的米面粉等。

但不是说强化食品增加了个别营养素,就可以随意吃。天然食物中含有多种营养成分和有益健康成分,对于健康人来说,通过平衡膳食就可以满足机体对营养素的需要。只有当膳食不能满足营养需求时,才可以根据自身营养需求和生理特点,在营养师或医师指导下,选择合适的营养强化食品或营养素补充剂。盲目食用强化食品可能会导致营养素过量或中毒,例如长期给儿童吃鱼油,还让其饮用维生素 D 强化奶类,过多补充会发生维生素 D 中毒。

在关注强化食品的同时,我们还应了解营养素补充剂。随着我国经济的发展,人民生活水平不断提高,近年来服用营养素补充剂越来越普遍。据 2017 年中国营养学会开展的 36 000 多人的调查,在过去一年内,18 岁以上居民中有 30.50% 购买过营养素补充类产品,54.85% 的居民曾经食用过营养素补充剂,老年人使用率则更高。为此,我们建议:

(1) 2 岁以上健康个体,按照中国居民膳食指南践行平衡膳食原则,能够满足充足营养,维持良好身体健康状况,不推荐额外补充。

（2）确定自己膳食是否满足营养需要,需经过膳食、营养状况指标和体征等来评估。由于各种原因,无法通过膳食满足营养需要的个体,应咨询营养专业人员(营养师、营养专家或医生),合理进行膳食调整或营养素补充,预防营养缺乏。

（3）对于营养素缺乏的个体,补充营养素是简便有效的方法。同时应积极采取膳食改善措施,包括选择强化食品、营养素补充剂作为营养素补充的来源,以弥补不足、纠正营养素缺乏状况。

（4）孕妇、乳母、幼儿、老年人等,由于特殊生理时期的某些营养素需求高,应常常咨询(医院、保健中心)营养师、营养专家或医生,合理进行营养调理,以保障特殊生理时期的营养需要。营养调理的手段包括膳食、营养素补充、合理运动等措施。

（5）特殊环境或特殊职业下的人群,如高原、高温、低温、低日照、高强度运动和体力劳动等,根据工作性质使用营养素补充剂很有必要。建议咨询营养专业人员(营养师、营养专家或医生)个体辅导或诊疗。

（6）疾病状态人群或高危人群,应在医生和营养师的指导下,有针对性地进行营养诊断、评估和营养治疗。营养改善是促进身体康复、提高生命质量的重要保障。

（7）营养素的补充剂量,应根据中国居民膳食营养素参考摄入量进行,过量补充不一定增加健康益处,可能带来负面效应,甚至增加疾病风险。

34. 益生菌对人体有什么帮助

益生菌的原意是对生命有益的微生物,后来将益生菌定义为"摄取适量可促进宿主健康的活菌"。随着对益生菌研究的深入,已证实益生菌在人或动物体内可发挥多种保健功能,如调节宿主肠道菌群、提高机体对营养物质的消化与吸收、调节机体免疫功能、治疗由抗生素引起的腹泻、降低血脂胆固醇水平等。有专家称益生菌是人体"清道夫",因为益生菌可以通过菌体促进肠道蠕动、产生代谢产物对其他细菌具有竞争性的生长抑制作用,并通过产酸、分解胆盐等起到改善和调节肠道环境的作用,最终双向调节粪便通过肠道的时间,改善便秘和腹泻。

我们建议益生菌消费者:

（1）合理膳食是维持和改善健康的基本方法。

（2）益生菌服用需根据自己的需求选择。

（3）充分了解自己服用的益生菌。

（4）关注益生菌产品的配料。

（5）婴幼儿、孕产妇、老年人和病人等特殊人群是否需要服用益生菌以及选择哪种产品，建议咨询医生或营养师等专业人员。

（6）尚无证据表明长期食用益生菌有什么不良反应。

（7）益生菌不能代替药物治疗，在患病和治疗期间，是否需要服用益生菌应咨询医生。

（8）益生菌添加到食物中或餐后服用为宜，使用温水冲服，应尽快饮用。

35. 经常喝甜饮料会营养不良吗

甜饮料，也称含糖饮料，指在加工过程中添加了白砂糖、绵白糖、果葡糖浆等的饮料，经常喝含糖饮料会增加营养不良的风险。

含糖饮料一般包括碳酸饮料、功能饮料和果汁饮料等。长期大量喝含糖饮料会引起青少年的许多健康问题例如超重、肥胖等。

下面，让我们来具体分析一下碳酸饮料、功能饮料和果汁饮料的营养成分以及对健康造成的影响吧。

（1）果汁饮料：果汁饮料是由水果经压榨除掉残渣而制成，工业上的果汁饮料中为增加口感和延长保质期，常常会加入糖和调味原料。加工过程会对水果中的营养成分例如维生素 C、膳食纤维等产生一定量的损失；与此同时，果汁失去了新鲜水果的感官、自然香味等天然特征。国内外许多研究表明，过多饮用果汁容易对儿童健康产生不利影响，容易使儿童牙齿缺乏锻炼，面部皮肤肌肉力量变弱，眼球的调节功能减弱。

（2）碳酸饮料：碳酸饮料就是人们俗称的"汽水"，主要含碳酸水、柠檬酸、白糖、香料，有的还含有咖啡因、人工色素等。喝汽水后，汽水中的二氧化碳会蒸发带走人体能量，所以它比其他饮料更能起到解渴、降温的作用。

因为碳酸饮料中含有磷酸，摄入大量磷酸会影响机体对钙的吸收，引起钙、磷比例失调。儿童和青少年处于骨骼发育的重要时期，经常喝碳酸饮料，对骨骼的生长发育影响很大。随着年龄的增长，中老年妇女对钙的吸收逐年下降，大量饮用碳酸饮料，可使发生骨质疏松的风险更大。同时，饮用含糖饮料可导致超重或肥胖，也可增加 2 型糖尿病以及心血管疾病的发病风险。

（3）功能饮料：功能饮料是指不含酒精，但含有咖啡因、维生素以及牛磺酸、人参、瓜拉纳等一系列"功能成分"的饮料。这些产品常以"激发能量""提高机体活力以及大脑运行能力"作为卖点。功能饮品的部分风险来自于其中的高咖啡因含量。

研究表明，过多的咖啡因摄入会引起心悸、高血压、恶心、呕吐、抽搐、精神异常等症状，在某些情况下甚至可能致命。在美国、瑞典以及澳洲，已经有数个因过度饮用功能饮料导致严重后果的病例报告。

因此，我们建议儿童和青少年多喝白水，不喝或少喝含糖、咖啡因及功能饮料，4～6岁儿童保证每天800毫升饮水量，7～10岁儿童保证每天1000毫升饮用量。家长应该培养孩子饮用白开水的习惯，不主动给孩子提供含糖饮料，更不以含糖饮品奖励孩子；校园内不售卖、不提供含糖饮料，不张贴含糖饮料广告，杜绝各种形式的含糖饮料宣传和推销等策略来降低儿童青少年中含糖饮料的消费。

36. 吃零食会引起营养不良吗

零食吃得不对，也会引起营养不良。

首先，一些三无零食会存在食品安全不达标的问题，会造成腹泻，从而影响营养素的吸收，常吃还有可能造成铅、镉等重金属摄入过多，从而影响健康。其实，常吃高能量、高糖、高油脂的零食，会造成能量摄入过多，从而造成超重肥胖。有研究表明，爱吃零食与学生营养不良有关，是学生发生肥胖的一个影响因素。同时高温油炸类食物，缺少儿童生长发育所必需的钙、铁、锌、维生素 A、维生素 B_2 及膳食纤维等。再者，零食吃得太多而影响正餐，甚至代替正餐，就会造成营养素摄入不均衡，这是因为零食的营养价值远远不如正餐全面。

所以，应合理吃零食：

（1）尽量选择一些天然的营养价值丰富的食物，如水果、牛奶、酸奶、蔬菜、坚果等作为零食，少吃高油、高盐、高糖的食品，如含糖饮料、糕点、糖果、油炸加工食品、膨化食品等。

（2）尽量将零食安排在两餐之间，饭前1小时不宜吃零食，不要在饱餐一顿之后继续吃零食，也尽量避免边看电视边吃，睡前半小时也不宜吃零食。

（3）零食不能吃太多，不能影响正餐，更不能代替正餐。零食提供的能量以一天总能量的 10% 为宜。

　　总之,零食是正餐之外味蕾的享受以及对于营养的补充,选择天然、营养的零食并控制其摄入量,方能在享受美味的同时也不会给身体带来负担(表7)。

表7　推荐和限制的零食

可经常食用(低盐低油低糖)	限制食用(高盐高油高糖)
新鲜水果、蔬菜	果脯、果汁、果干、水果罐头
奶制品(液态奶、酸奶、奶酪、奶粉等)	乳饮料、冷冻甜品类食物(冰激凌、雪糕等)、奶油、含糖饮料(碳酸饮料、果味饮料等)
全麦面包、煮玉米、红薯	膨化食品(薯片、爆米花、虾条等)、油炸食品(油条、麻花、油炸土豆等)、含人造奶油甜点
鲜肉鱼制品	咸鱼、香肠、腊肉、鱼肉罐头等
鸡蛋(煮鸡蛋、鸡蛋羹)	
豆制品(豆腐干、豆浆)	烧烤类食品
原味坚果	高盐坚果、糖渍坚果

37. 常吃快餐会导致营养不良吗

　　快餐食品多是高能量、高脂肪、高蛋白的食物,或者纯粹是面制食品,经常食用可能造成微量营养素的缺乏,还可能因为摄入过多能量和脂肪,造成超重和肥胖(表8)。建议别把快餐食品作为日常生活的主要食物。

表8　常见快餐食品主要营养成分含量表(按100克可食用部分计)

食物名称	食物能量/千卡	蛋白质/克	脂肪/克	碳水化合物/克
鸡柳汉堡	269	13.9	13.6	23.8
香芋甜心	280	2.8	7.5	51.8
鸡肉汉堡	292	7.9	16.3	31.0
鸡肉卷	253	10.1	13.1	25.2
炸鸡块	261	16.9	12.5	21.1
辣鸡翅	337	19.4	23.6	12.8

续表

食物名称	食物能量 / 千卡	蛋白质 / 克	脂肪 / 克	碳水化合物 / 克
烤鸡翅	240	22.1	13.8	6.8
鸡米花	302	18.4	18.9	16.2
薯条	298	4.3	15.5	40.5
比萨饼	225	12.2	5.1	32.5
三明治	244	14.2	10.6	22.5
汉堡包	256	11.7	12.3	24.8
热狗	250	10.6	14.8	18.4
八宝粥	81	1.5	4.4	9.4
黑芝麻糊	408	6.9	7.5	82.3
方便面(均值)	472	9.5	21.1	6.6
饺子(素馅)	198	6.8	5.6	32.7
饺子(三鲜馅)	240	8.8	12.3	26.6
包子(猪肉馅)	227	7.3	10.0	28.6
什锦炒饭	188	5.0	5.6	29.7

39. 经常吃外卖会营养不良吗

常吃外卖很容易造成营养不良。具体有以下原因：

（1）新鲜蔬菜比例较低，蔬菜品种不够丰富，尤其绿叶蔬菜少，维生素 C、胡萝卜素、钾、钙、镁和各种抗氧化物质不足。

（2）以淀粉类食物为主，对女性来说主食明显过量。但只有精白米面，没有全谷杂粮。血糖反应较高，膳食纤维含量太少，钾、钙、镁等矿物质含量不足，B 族维生素含量也不够。

（3）盐偏多。清淡的食物需要新鲜优质食材，而且需要细心的品味才能欣赏其美味。外卖快餐为了适应快速进食的需要，味道往往做得浓重。

（4）食材品种不够丰富，总是大米、白面做主食，土豆、圆白菜、大白菜等少数蔬菜。

（5）部分小吃快餐如凉皮、米线米粉、凉面等基本上是纯淀粉，连蛋白质供应也不够，更不要谈维生素含量了。

（6）因为是大批制作，原料有储藏期，食材新鲜度下降，做好之后还有一段时间存放，营养素含量进一步降低。烹调油品种单调，存在脂肪酸比例不合理的问题。

（7）制作之后比较长时间才送到用餐者手里，而且运输途中不能保证60℃以上保温，也不能保证0~6℃冷藏，微生物超标风险增大。

因为以上原因，长期依赖外卖食物会造成营养素比例不合理，以及部分营养素缺乏的问题。

39. 怎样避免长期食用外卖引起的营养不良

首先在订外卖的时候我们应该选择食材品种较为丰富的快餐外卖品种，尤其避免那种只有淀粉，鱼肉蛋奶蔬菜都很少的品种。

其次注意经常调换外卖商家或者更换菜品，不要长期吃某一个外卖品种，同时也要注意选餐时选择有店面的商家。

再者，我们要可以控制每天只吃一餐外卖食物，其余两餐自己做，特别注意要弥补外卖里没有的新鲜蔬果、全谷杂粮、奶类坚果等食物种类。例如早上吃燕麦片，晚上吃杂粮粥；早上喝牛奶豆浆，晚上吃很多绿叶菜。同时注意在家烹调时少放盐，弥补外卖过咸的问题。

最后，我们可以从自己家里带一些便携的食物，放在包里或办公室里，作为弥补，比如煮蛋、茶叶蛋，酸奶、牛奶和奶粉，盒装豆浆，生菜、黄瓜、小番茄等生食蔬菜，各种水果，坚果仁等，补充外卖食物品种和营养素的不足。

外卖虽方便，我们也应注意自己的饮食均衡，在享受方便美味的同时，也保证健康的合理膳食，据中国居民膳食指南推荐，我们应该平均每天摄入12种以上食物，每周25种以上来确保我们的健康需要和营养素需求。

40. 多喝酒的人会营养不良吗

多喝酒的人会营养不良！

我国是世界上最早酿酒的国家之一，我国的酒文化更是源远流长。2012年中国居民营养与健康状况监测结果显示，我国成年居民饮酒率为32.8%，城市高于农村。饮酒者日均酒精摄入量为 32.0 克,其中男性 37.3 克,女性 8.7 克。

人们在节日、喜庆或者交际的场合往往喜饮酒,但是一定要限量饮酒。长期过量饮酒的患者多易出现营养不良,严重危害健康。

首先,过度饮酒会损害肝脏。酒精进入人体后,主要在肝脏进行分解代谢,长期摄入大量酒精,会引起肝细胞代谢障碍,导致肝细胞的脂肪变性、堆积。最终导致酒精性肝病,包括酒精性脂肪肝、酒精性肝炎、酒精性肝硬化等。

其次,无节制饮酒会损伤胃肠黏膜,妨碍小肠的吸收能力,进而影响营养素的消化吸收及利用,还会影响碳水化合物等的能量代谢、抑制蛋白质的合成,导致体内多种营养素的吸收和代谢紊乱,使人体营养匮乏。

同时,喝酒的人会有饱腹感,因为乙醇可使人食欲下降。高度白酒含能量高,几乎不含其他营养素,对于食物搭配和营养均衡没有意义。大量饮酒而不正常进食,会导致食物的摄取量减少,很难满足身体的营养需求。

一次性大量饮酒还会增加高血压、脑卒中、消化道癌症及骨质疏松的风险。用药后若饮酒,可能会引起面部潮红、恶心、呕吐、出汗、口干、头晕等症状,发生双硫仑样反应,严重的还会引起酒精过敏、呼吸困难、休克等。

《中国居民膳食指南(2022)》建议:以酒精量计算,成年人如饮酒,一天的饮酒量建议不超过 15 克。

孕妇、乳母不应饮酒。研究证据提示酒精对胎儿脑发育具有毒性作用。孕期饮酒,即使很低的饮酒量也可能会对胎儿发育带来不良后果,酗酒更会导致胎儿畸形。酒精会通过乳汁影响婴儿健康,进而影响孩子的某些认知功能,如注意力不集中和记忆障碍等。所以孕妇、乳母应禁酒。儿童青少年不应饮酒。儿童少年正处于生长发育阶段,各脏器功能还不完善,此时饮酒对机体的损害甚为严重。

41. 素食主义者如何避免营养不良

现代生活中越来越常见素食的餐馆和素食主义的践行者。在素食主义者的心里,吃素食,身体会更健康、更少出现身体疾病。

从理论上来说,食素很难出现蛋白质过剩的问题,给肝肾和消化系统带来的负担较小,人体会感觉餐后更轻松,精神状态更好,并且从食品安全角度考虑,由于生物放大定律,植物性食物中的环境污染物水平通常低于动物性食品,所以减少动物性食品之后,体内摄入的难分解污染物会减少,可能会让身体感觉轻松。

但现在的问题是,很多素食者并不清楚科学的配餐方法,特别是一些追求快速减肥的女孩子,认为素食就是吃大量蔬菜水果,其他什么都不吃。这种错误的膳食结构,很容易导致营养素缺乏,出现大量脱发、头发干枯、皮肤松弛、身体怕冷、精神不振、贫血缺锌、内分泌紊乱等现象。

素食人群膳食除动物性食物外,能量摄入和其他食物的种类与一般人群膳食类似,因此,除了动物性食物,一般人群膳食指南的基本原则也适用于素食。基于中国居民膳食指南给出的素食人群的膳食指南,核心推荐如下:

（1）食物多样,谷类为主;适量增加全谷物。

（2）增加大豆及其制品的摄入,选用发酵豆制品。

（3）常吃坚果、海藻和菌菇。

（4）蔬菜、水果应充足。

（5）合理选择烹调油。

（6）定期监测营养状况。

综上,食素并不是吃蔬菜水果那么简单,反而需要比吃普通膳食更加注重食物的均衡与搭配,要将豆制品、菌类、薯类、坚果等都加入食谱中。此外,每天进行适量的户外运动,必要时还需服用营养补充剂,这样才能使身体处于好的状态,因为只有在各营养素充足且相互平衡的条件下,才能体现出素食的各种优势和好处。

42. 吸收不好引起的营养不足该怎么办

我们经常会听到有人抱怨说:我吃饭吃得很多,但就是吸收不好,长不胖,这样算营养不足吗?我该怎么办呢?

（1）我们需要明确一个问题:长不胖就一定是营养不足吗?我们的身高体重很大程度都是由遗传决定的。对成人来讲,我们可以计算体重指数（BMI）,体重指数在正常范围内的话也不能算作是营养不足。

（2）在一些成年人中,熬夜、烧烤、火锅等都成为"标配",由于长期作息、饮食不规律、食用含有亚硝酸盐的食物等原因导致患慢性胃肠道疾病。这些疾病都会导致频繁腹泻,使体重下降,甚至出现营养不良的情况。对于确定是疾病引起的吸收不良则需要及时治疗疾病,同时规律作息,避免吃辛辣油腻等刺激性的食物,慢慢调理让肠胃恢复。

（3）在婴幼儿中,一些营养素的缺乏会引起孩子对食物的吸收利用能力下降,导致出现营养不足的情况。比较常见的原因就是缺铁和缺锌。对于这部分儿童,我们首先需要明确缺铁或者缺锌的程度,谨遵医嘱进行治疗,可以多吃红肉、肝脏类食物,另外,海产品中锌含量也比较高。

（4）不良的饮食习惯导致出现消化不良。消化不良常见于 3 岁以下的宝宝,尤其多见于由家长喂食的宝宝。对于这种情况,我们需要让孩子养成良好的饮食习惯,定时进食,尊重孩子的进食意愿,鼓励孩子自主进食,合理搭配辅食,避免出现因为偏食引起的营养不良。

43. 只有挑食、偏食、吃不多与营养不足相关吗

众所周知,挑食、偏食、吃不多都会导致部分或全部营养素摄入不足,但是除了这些因素,还有一些不良的饮食习惯也有可能导致营养不足(图 14)。

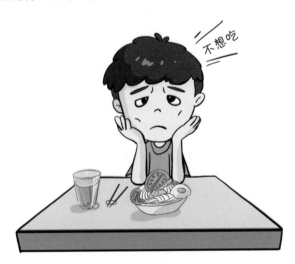

图 14　儿童挑食

（1）食物的品种过于单调。一些饮食结构可能能满足每天 12 种以上食物的要求,但是无法满足每周 25 种以上的要求。长期下来,也会出现部分营养素缺乏,导致营养不足的发生。

（2）重盐重油。我国目前人均吃盐量高达 9.3 克,另外,中国人喜欢吃炒

菜和油炸食品,导致烹调油的摄入量过多。食盐摄入过多可增加高血压发生的风险,而烹调油摄入过多则是超重肥胖发生的重要危险因素。

(3)经常吃外卖。外卖一般都会有种类单一、重油重盐的特点,这就会造成营养素缺乏、超重肥胖等情况的出现。

(4)不规律进餐、进食不专注、进食速度过快或过慢等不健康的饮食行为均与营养不良有关。

44. "吃什么"还是"怎么吃"哪一个更重要

吃什么指的是食物的选择,而怎么吃指的是食物的搭配,讲的是膳食模式。《中国居民膳食指南(2022)》提出的平衡膳食模式,在食物选择基础上进一步强调膳食的结构,这一定意义上也就是说,"怎么吃"比"吃什么"更重要。为了让营养更全面,我们可以通过以下三个"搭配"来实现:

(1)谷类为主、粗细搭配。目前我们的膳食中精白米面摄入得过多,导致膳食纤维、B族维生素和矿物质损失严重。我们在烹调主食的过程中,大米可与全谷物稻米、杂粮以及杂豆搭配食用,比如二米饭、豆饭、八宝粥等。

(2)适量肉类、荤素搭配。鱼、禽、蛋和瘦肉可提供人体所需要的优质蛋白质和多种微量营养素,但是有些含有较多的饱和脂肪和胆固醇,过多地摄入对健康不利。合理的荤素搭配不只可以控制肉类的摄入量,而且可以在改善菜肴色、香、味的同时,提供各种营养成分。比如什锦砂锅、大烩菜、蔬菜肉丸等。尽量保证碳水化合物、脂肪、蛋白质的供能比大致为60%、25%、15%。

(3)多吃蔬果、色彩搭配。深色蔬菜富含β-胡萝卜素,是我国居民膳食维生素A的主要来源。食物呈现的丰富多彩的颜色能给人视觉上美的享受,刺激食欲。如蔬菜沙拉,五颜六色代表了蔬菜不同植物化学物、营养素的特点,食物营养搭配上也简单可行,同时也满足了食物种类多样化。

45. 吃得多就不会营养不足吗

一直以来,我们都认为营养不足是摄入不足造成的,只有吃得少才会营养不足,也习惯把营养不足都和吃得不好或者身材瘦小联系起来。

实际上,我们现在所说的平衡膳食不是倡导要多吃,而是要合理搭配,保证各种营养素的均衡摄入,这样才能预防营养不足问题的发生。

单纯的吃得多会有以下几个问题:

(1) 吃得多,但是食物种类单一。比如许多人爱吃面食,一顿饭一大碗面,但菜却吃得少,又比如有的人爱吃肉,每餐好几个鸡腿,菜和主食却吃得少,这样就会造成营养素摄入的种类不全面,一些营养素摄入过多,而一些营养素数量也不充足,会造成营养不足。

(2) 吃得多往往会造成能量摄入过多,导致超重、肥胖等问题的发生。以前我们觉得肥胖不会是营养不良,但是《营养问题罗马宣言》已经重新定义了营养不良:超重和肥胖也都属于营养不良。

(3) 高油、高盐、高糖的加工食品吃得过多。在一些儿童和青少年中,这些加工食品吃得很多,有的甚至代替正餐,成为导致超重或者肥胖的一个很重要的原因。这种食品不能提供给孩子生长所需的各种营养素,重口味的加工食品也会影响孩子对正常食物的摄入,长期下去则会影响孩子的生长发育和健康。

46. 如何做到食不过量

食不过量主要指每天摄入的各种食物所提供的能量,不超过也不低于人体所需要的能量。不同的食物提供的能量不同,如蔬菜是低能量食物,油、畜肉和高脂肪的食物能量较高。所以要食不过量,需要合理搭配食物,既要保持能量平衡,也要保持营养素的平衡。

以下窍门可以帮助做到食不过量,建立良好的习惯:

(1) 定时定量进餐:可避免过度饥饿而引起的饱食中枢反应迟钝,进食过量。吃饭宜细嚼慢咽,避免进食过快,无意中过量进食。

(2) 分餐制:不论在家或在外就餐,都提倡分餐制,根据个人的生理条件和身体活动量,进行标准化配餐和定量分配。

(3) 每顿少吃一两口:体重的增加或减少不会因为短时间的一两口饭而有大的变化,但日积月累,从量变到质变,就可影响到体重的增减。如果能坚持每顿少吃一两口,对预防能量摄入过多进而引起的超重和肥胖有重要作用。对于容易发胖的人,适当限制进食量,不要完全吃饱,更不能吃撑,最好在感觉还欠几口的时候就放下筷子。

（4）减少高能量食品的摄入：学会看食品标签上的"营养成分表"，了解食品的能量值，少选择高脂肪、高糖的高能量食品。

（5）减少在外就餐：在外就餐或聚餐时，一般时间长，会不自觉增加食物的摄入量，导致进食过量。

47. 年轻女性体重过轻会有什么危害

追求纤瘦、以瘦为美是如今崇尚的审美观（图15），可是，你知道吗？从健康的角度考虑，合理体重范围内的瘦固然能避开一些因肥胖带来的疾病，但是如果一味追求瘦，或许会损害年轻女性的健康。那么，体重过轻对健康的危害有哪些呢？

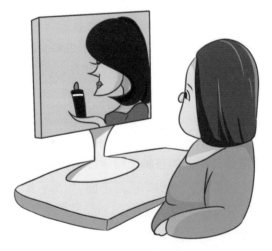

图15　追求低体重

首先，过于消瘦者普遍存在营养摄入不均衡的问题。很多女性认为动物性食物是长肉的，容易发胖，所以为了控制体重，会刻意摄入较少的动物性食物；但是，我们要清楚，动物性食物是我们膳食中不可缺少的食物，动物性食物主要提供优质蛋白质、脂肪、矿物质、维生素 A 和 B 族维生素，缺少这些营养素，会导致一系列问题，例如贫血，铁、叶酸、维生素 B_{12} 等造血物质摄入不足，就会发展为贫血等。

其次，体重过轻会导致体内激素分泌减少，例如导致女性雌激素分泌较少，造成月经不调或者闭经；导致营养不足，头发所需的脂肪和蛋白质供应不足,头发会比普通人掉得更多;当人体过分消瘦时,身体内腹壁松弛、腹肌薄弱,导致悬吊、固定胃位置的肌肉和韧带松弛无力,腹压下降,于是整个胃的生理位置就降低、胃蠕动减弱,从而引发胃下垂。

48. 节食减肥是否合理和科学

减肥是现在成年人尤其是年轻女性经常挂在嘴边的一个词,而且大多数女性都不愿意通过体育锻炼来减肥,而且体育锻炼也不易坚持,大家都认为节食是最简单有效的减肥方法(图 16)。但节食减肥不但容易造成体重反弹,还会对健康造成危害。

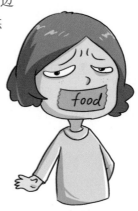

图16　节食减肥

有研究发现,至少有 2/3 的人在减肥后的几年中,体重又恢复到原来的重量,而且往往还有所增加。用节食的方法来使身材苗条不仅是徒劳无益的,而且还有碍于健康:英格兰杂志上有一篇报道,节食者在减轻体重的同时,也在减短自己的生命。研究人员调查发现,节食者患心脏病的可能性比体重保持稳定的人发病率高 70%。此外,节食减肥还会造成:

(1)患神经性厌食症。若长期依靠节食,会造成一种以显著的行为、精神、心理紊乱,对食物强迫性的偏见,体重下降、明显消瘦为特征的疾病,也就是神经性厌食症,这种疾病除了会引发内分泌紊乱外,还会引起焦虑、失眠、情绪不稳和强迫性思维等精神症状。许多节食减肥的人对神经性厌食症普遍缺乏认识,盲目为追求瘦身而节食的少女已不同程度地患上神经性厌食症以及营养不足性肌肉萎缩。

(2)损害脑细胞。生理学家们认为,节食的结果是机体营养匮乏,这种营养缺乏使脑细胞的受损更为严重,直接结果是影响记忆力和智力,这对于尚在学习阶段的青少年来说危害是更大的。

(3)诱发胆结石(即胆石症)。节食会使我们摄入的脂肪和胆固醇骤减,导致胆汁分布不足,诱发胆结石。

(4)容易导致抑郁症。当一个减肥者采取急剧节食做法时,吃得很少,则很容易出现抑郁症状,因为食物起着重要的镇静作用。如果营养不均衡,人体得不到充分的营养,活动能力就会降低,就可能引起抑郁症。

盲目节食减肥被证明是危险的,而且不论是对于过于肥胖者还是一直在减肥并取得显著效果的人,其危险性都是一样的。真的需要减肥,我们就需要选择更健康的减肥方法,适量饮食,适量运动,避免过度节食对身体造成的伤害。

49. 能量消耗包括哪些途径

能量消耗的三个主要方面,只有身体活动消耗是自我可以掌控的。

(1)基础代谢:是维持人体最基本生命活动所必需的能量消耗,是人体能量消耗的主要部分,占人体总能量消耗的 60%~70%。基础代谢的定义为经过 10~12 小时空腹和良好的睡眠,清醒仰卧,恒温条件下(一般为22~26℃),无任何身体活动和紧张的思维活动,全身肌肉放松时所需的能量消耗,此时机体处于维持最基本的生命活动状态,能量消耗仅用于维持体温、心跳、呼吸、各器官组织和细胞功能等最基本的生命活动。

基础代谢水平用基础代谢率(basal metabolic rate,BMR)来表示,指人体处于基础代谢状态下,每小时每千克体重(或每平方米体表面积)的能量消耗。BMR 的常用单位为:千焦 /(千克·小时)或千焦 /(平方米·小时)。

(2)身体活动:除基础代谢外,身体活动消耗的能量是影响人体总能量消耗的重要部分,约为总能量消耗的 15%~30%。身体活动一般分为职业活动、交通活动、家务活动和休闲活动等。人体能量需要量的不同主要是由于身体活动水平(PAL)的不同所致。如静态或轻体力活动者,其身体活动的能量消耗约为基础代谢的 1/3;而重体力活动者如运动员,其总能量消耗可达到基础代谢的 2 倍或以上。

(3)食物热效应:食物热效应也称食物特殊动力作用,为人体摄食过程中引起的额外能量消耗,是人体在摄食后对营养素的一系列消化、吸收、合成、代谢转化过程中所消耗的能量。不同营养素的热效应也有差别,一般碳水化合物为 5%~10%,脂肪为 0%~5%,而蛋白质最高,为 20%~30%。成人摄入的混合膳食而增加的能量消耗,相当于基础代谢的 10%。

另外对于生长发育的儿童、孕妇、乳母等,生长发育还需要一定的能量消耗。

50. 如何做到能量平衡和持之以恒

俗话讲"一口吃不成胖子"，但一口一口累积起来，胖子就可能吃出来了。从体重增加发展到肥胖往往要经历一个较长的时间，这种变化必然建立在能量摄入量大于消耗的基础之上，但是其中的差距并不一定很大。中国疾病预防控制中心营养与健康所在全国八个省进行的一项研究中发现，每天仅增加摄入少量的能量，相当于米饭40克、水饺25克(2～3个饺子)或烹饪油5克，累积起来，一年大约可以增加体重1千克。10年、20年下来，一个体重在正常范围内的健康人就可以变成肥胖患者。因此，预防不健康的体重增加要从控制日常的饮食量做起，从少吃"一两口"做起。每天减少一点能量摄入，长期坚持才有可能控制住这种体重上升的趋势。另一方面，人们也应增加各种消耗能量的活动来保持能量的平衡。

应该认识到，预防肥胖是人类当前面临的一个艰巨挑战，需要综合多方面的措施才有可能奏效。对于容易发胖的人，特别强调适度限制进食量，不要完全吃饱，更不能吃撑，最好在感觉还欠几口的时候就放下筷子。此外还应注意减少高脂肪、高能量食物的摄入，多进行身体活动和锻炼。

51. 什么是有益健康的身体活动

身体活动的名称源于英文 physical activity，定义为增加能量消耗的肌肉活动。这里的"身体活动"不应当理解为动动手指、扭扭脖颈这样随意活动，而是强调大肌群参与、能量消耗明显增加的活动，可以增加循环和呼吸系统的负荷、调动体内物质代谢、改善神经内分泌调节的活动，体现在适宜的身体活动形式、强度、时间、频度和总量上。例如，日常生活中的身体活动可以是拖地板或上下班途中的步行，也可以是特定的体育锻炼。

运动强度指身体在指定时间内承受的物理或体力负荷大小，例如步行或跑步速度的快慢。不同强度的运动产生的生理反应不同，健康效应也不同。

52. 只有有氧运动才有益健康吗

有氧和无氧运动的区别是运动中能量来源的不同，前者主要依靠三羧酸循环,后者主要依靠磷酸原系统和糖酵解。在日常生活中,我们每天都在进行步行这样的有氧运动,同时,也离不开爬楼梯这样的无氧运动。

无氧运动的独特价值在于可以更有效地促进肌肉健康。肌肉作为身体最大的糖储存和糖分解器官,它的功能状态影响着身体代谢功能的正常,因此它与代谢综合征、糖尿病、心血管疾病的发生、发展和预后都有关联。

肌肉在承担较大体力负荷时,主要靠无氧途径供应能量,这个过程可以更有效地增加和改善其力量和功能,有助于预防和缓解增龄性肌肉衰减。

53. 如何判断运动量和运动强度

(1)运动量:指人体在运动活动中所承受的生理、心理负荷以及消耗的能量,由完成运动的强度、持续时间和运动频率决定。

(2)运动强度判断:运动强度指运动对人体生理刺激的程度,可以用最大吸氧量、代谢当量、心率和自觉疲劳/用力程度表示。通常情况下使用最大心率百分数和自觉疲劳/用力程度来表示。运动强度判断见表9。

表9　运动强度的判断

运动分级	相当于最大心率百分数 / %	相当于最大吸氧量（VO_{2max}）百分比 /%	自觉疲劳程度	代谢当量（MET）
低	<57	<37	很轻松	<2
较低	57～63	37～45	轻松	2～2.9
中	64～76	46～63	有点费力	3～5.9
高	77～95	64～90	费力	6～8.7
极高	≥96	≥91	很费力	≥8.8

注:最大心率 =220 - 年龄(岁)。
MET(代谢当量):1MET=3.5 毫升 O_2/(千克·分钟)=1 千卡 /(千克·小时)。
摘自:中国营养学会.中国居民膳食指南(2022).北京:人民卫生出版社,2022.

54. 什么是身体活动充足

为了促进广大居民积极参加身体活动,以防控慢性病、维持健康状况,我国颁布了《中国人群身体活动指南(2021)》,它是指导国人进行适度身体活动的重要原则。

包括 4 条：

（1）动则有益、多动更好、适度量力、贵在坚持

（2）减少静态行为，每天保持身体活跃状态

（3）身体活动达到推荐量

（4）安全地进行身体活动

其中，两岁及以下宝宝核心推荐条目包括：互动玩耍，不看屏，每天与看护人进行各种形式的互动式玩耍；能独立行走的幼儿每天进行至少 3 小时的身体活动；静态行为时间每次不超过 1 小时；不建议看各种屏幕。

3~5 岁儿童核心推荐条目包括：多做户外活动；每天要进行至少 3 小时的身体活动，其中包括 1 小时的活力玩耍，鼓励多做户外活动；每次静态行为不超过 1 小时；每天视屏时间累计不超过 1 小时。

6~17 岁青少年核心推荐条目包括：每周 3 天练力量；每天进行至少 1 小时中等强度到高强度的身体活动，且鼓励以户外活动为主；每周至少进行 3 天肌肉力量练习和强健骨骼练习；减少静态行为，每次静态行为持续不超过 1 小时，每天视屏时间累计少于两小时。

18~64 岁成年人核心推荐条目包括：坚持中等强度有氧运动，每周累计进行 2.5~5 小时中等强度有氧活动，或 75~150 分钟高强度有氧活动，或等量的中等强度和高强度有氧活动组合；每周至少进行两天肌肉力量练习；保持日常身体活动，并增加活动量。

64 岁及以上老人核心推荐条目包括：锻炼平衡性、灵活性、柔韧性；成年人的身体活动推荐同样适用于老人；坚持平衡性、灵活性和柔韧性练习；如果身体不允许每周进行 2.5 小时的中等强度身体活动，那么应尽可能地增加各种力所能及的身体活动。

慢性病患者核心推荐条目包括：规律比强度更重要。慢性病患者在进行身体活动前应咨询医生，并在专业人员指导下开始进行。如身体允许，可参照同龄人的身体活动推荐。如身体不允许，仍鼓励根据自身情况进行规律的身体活动。不强调强度，但强调规律。

55. 非母乳喂养的孩子如何预防营养不足

对于婴幼儿来讲，母乳是最好的食物，能够满足 6 个月以内婴儿全部液

体、能量和营养素的需要。但是，因为各种各样的原因，总会有一部分婴儿没有办法接受母乳喂养，对于这部分婴儿，我们需要选择合适的喂养方式来预防营养不足情况的发生。

（1）对于一岁以内的婴幼儿不能喝鲜牛奶，应选择合适的配方奶。一岁以内的宝宝肠胃娇嫩，消化系统尚未发育成熟。对于1岁以内的宝宝来说，用鲜牛奶代替母乳或者配方奶可能会出现肾脏负担增加或者胃肠道出血的症状，容易导致营养不均衡。相比于普通奶粉或者纯牛奶，配方奶更有利于宝宝的消化吸收和营养需要。

（2）配方奶粉需要严格按比例冲调。高浓度的配方奶会增加肾脏负担，可能引起脱水；但是过稀的配方奶使得宝宝摄入的能量和营养物质不足，可能导致营养不足和发育迟缓。

（3）合理添加辅食。同纯母乳喂养的宝宝一样，配方奶喂养的宝宝需要从6月龄起在继续配方奶喂养的基础上合理添加辅食，并配方奶喂养至至少1岁。1岁之后可继续配方奶喂养或者选择合适的全脂牛奶，尽量让孩子养成终生喝奶的习惯。

56. 开始添加辅食的婴幼儿如何预防营养不良

从出生6个月左右开始，随着婴幼儿身体的快速发育，母乳中的营养物质逐渐达不到婴幼儿的营养需求，此时需要对婴幼儿添加额外的辅食。但过早或者过晚添加辅食，或者辅食营养低下以及膳食营养不合理等情况，都很有可能给婴幼儿造成营养不良的后果。

婴幼儿期极易发生铁元素的缺乏，表现为婴幼儿的体格发育和大脑发育异常，以及免疫功能降低，易患感染性疾病等。所以在辅食添加最初，须首要考虑铁的充足：母亲们可以优先添加强化铁的婴儿米粉，在婴儿适应良好的情况下，逐渐过渡到每天1颗蛋黄、鱼泥、肉末等，搭配食用效果更佳，例如蛋黄蔬菜泥、鱼泥拌蛋黄、肉末豆腐羹。同时，从出生就开始补充的维生素D、鱼肝油等，保证婴幼儿骨骼的正常发育。

母亲们在进行辅食添加时，应掌握好度。每次只引入1种新食物，每种新食物要适应3~4天不等，逐渐达到食物多样化，保证婴幼儿摄入营养充分。但也不能强迫婴幼儿进食过量，操之过急就是不顺应喂养的典型表现。婴幼儿的咀嚼、消化能力低下，与之不匹配的辅食质地或者一次多种食物的猛增，很有可能使婴幼儿出现过敏、呕吐、腹泻等不良反应,此时须及时停止辅食或咨询医生,等到症状恢复可再次少量尝试。因为婴幼儿的体重增长也有一定的范围和界限,超过同龄人的增长速度,则会增加成年后发生肥胖的风险,这样就得不偿失了。

57. 6个月之后继续吃母乳的孩子会营养不良吗

我们都知道宝宝在6个月之前,母乳是最好、最科学、最全面的食物,几乎可以满足6个月宝宝对营养的全部需求,不仅如此还可以提升孩子的免疫力,有利于其智力和体格发育,预防成年期疾病等。同时,哺乳还可以预防妈妈后期患乳腺、子宫疾病,有助于妈妈身体的恢复。因此世界卫生组织和联合国儿童基金会倡导:婴儿一般至少需要纯母乳喂养6个月,并在添加辅食的基础上坚持哺乳两年以上。

很多妈妈担心,母乳喂养宝宝到一岁的话,母乳营养够不够呢? 会不会出现营养不良呢? 其实,一般宝宝在6月龄内,营养供给全依靠纯母乳是不会出现营养不良的,妈妈们不用担心母乳中会没有营养的情况。不过哺乳期妈妈还是要注意自身的营养状况,比如哺乳期间,我们仍然提倡食物多样不过量,多吃富含优质蛋白及维生素A丰富的动物性食物和海产品,选用碘盐,多喝汤水,避开烟酒、浓茶和咖啡等,也需要注意补充维生素D和钙剂。当然哺乳期妈妈心情情绪对泌乳量也有重要影响。妈妈们应保持愉悦的心情、充足的睡眠,适度的运动,这对于母乳的质和量都是保证。

宝宝长到6个月后,单纯从母乳中获得的营养已经满足不了他们的全部营养所需了。在给宝宝母乳的同时,千万别忽略了辅食的添加。因为此时的宝宝从妈妈体内带来的营养储备几乎消耗殆尽,比如宝宝存储的铁只够用4~6个月,且母乳是贫铁的食物,因此宝宝在4~6个月后在以母乳喂养的同时,优先添加富含铁的食物,如高铁米粉、肝泥等。

值得注意的是,妈妈在添加辅食前,要注意宝宝传达的信号。宝宝如果出现烦躁不安,频繁地吃奶还哭闹,说明母乳出现不足,已经无法满足宝宝的成长需要,或者宝宝每个月体重增长小于500克,出现流口水、看到大人吃饭就眼睛发亮、咂嘴、"挺舌反射消失"等,都可以考虑给孩子添加辅食了。过早或过晚添加辅食都不利于宝宝成长。美国儿科学会在2012年的母乳喂养报告中称,过早添加辅食的宝宝,对食物的过敏反应可能较大。所以添加辅食后要观察宝宝的皮肤,有无过敏反应,例如皮肤红肿、起湿疹等,如出现过敏反应,则要停止添加这种食物,另外,大便不正常,也有可能是添加的某种辅食过敏引起的,要密切观察,无不良反应后再适当添加。当然过晚接触辅食,会让宝宝对液体或者流体的食物更感兴趣,对固体食物会产生厌倦,也会影响身体发育。5月龄的宝宝能够扶坐,6月龄的宝宝一般都能独立坐着了,这个时期的宝宝,看世界的方式不再是躺着或者趴着,他开始立体看世界,宝宝坐着吃饭,能更好地吞咽固体食物了,比如米糊等,更能促进消化系统的慢慢完善。

辅食添加有很多讲究的,应该遵循辅食种类由单一到多样、质地由稀到稠、由细到粗,喂养量由少到多的原则,循序渐进地给到宝宝。每次添加新的辅食的时候最好少量多次添加,观察孩子的变化,有无过敏或者腹泻等问题,一旦出现过敏问题,应及时停止食用该种辅食。一般每添加一种新食物,需要让宝宝适应一周之后再慢慢添加其他食物。

只要通过科学的辅食添加配合母乳,孩子是不会出现营养不良的,但如果不注意添加辅食,一直光吃母乳的话肯定会营养不足。妈妈在给宝宝喂哺辅食时要记住,6~8月龄的宝宝,辅食不是以吃饱为目的,而是对母乳的一种辅助,母乳仍然是宝宝最重要的食物来源。这个阶段的辅食任务就是摸索宝宝的食物喜好,观察是不是过敏食物,以便更好地为以后的饮食做准备。对于6~12月龄有1/3~1/2的能量由辅食为宝宝提供,13~24月龄的时候辅食要为宝宝提供1/2~2/3的能量,喂哺辅食时,也需要关注辅食的能量密度,不要做得太稀或太稠。

有的妈妈母乳确实不够,在添加辅食的同时,也可添加相应阶段的配方奶(即7~12月龄的配方奶),采取混合喂养,保证孩子体格和智力的发育。不能以鲜牛奶、蛋白粉或者牛初乳代替母乳或配方奶,因为这些食品的蛋白质和矿物盐含量高,会对婴儿造成较大的肾脏负担。

59. 孩子长不高就一定是吃的不好造成的吗

从孩子生下来的每次体检,量身高都是必不可少的项目。很多家长平时自己在家也喜欢给孩子量身长、身高。遇到孩子长不高,很多家长首先想到的就是吃得不好,营养不够(图17)。而实际上孩子长不高不一定是营养不够!

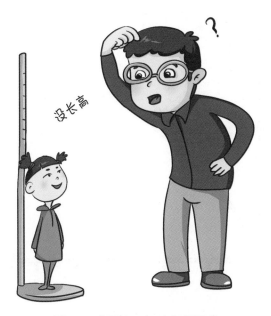

没长高

图17　孩子长不高，家长很疑惑

　　决定一个人身高的因素很多，通常来说遗传基因、出生身长、饮食营养、疾病影响、生活环境这几点最重要，营养只是一方面的原因。身高增长是有规律的，一般来说有婴儿期（1岁以内）和青春期两个生长高峰时期，且年龄越小，长得越快。

　　如果家长对于孩子身高管理并不了解，且十分担心孩子矮小，建议带孩子去医院进行相关检查和专业的评估。因为医学上诊断矮小有一套严格的标准（图18）。且造成矮小原因很多，如生长激素缺乏或分泌不足、家族性矮小身材、生长激素不敏感或抵抗综合征、先天性卵巢发育不全、骨骼发育障碍、慢性疾病及营养不良等。营养不良虽然和矮小有关，但并不是所有矮小都是由于营养不良，不能盲目加强营养，或乱补各种保健品，微量元素和维生素也不是多多益善！

　　宝宝身高是"七分天注定，三分靠打拼"。虽然遗传占有很大的决定因素，但要想后天给宝宝加油，做到均衡饮食、合理运动、充足睡眠、良好情绪这几点很关键。

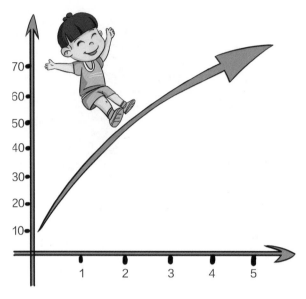

图 18 儿童生长有自己的曲线

59. 孩子个子低，补钙就可以了吗

儿童的生长发育状况取决于多种因素的综合影响，是遗传因素与环境因素相互作用的结果。遗传因素无法改变，这也就解释了有些孩子的父母因为身高低，导致自己的孩子身高低于同龄人的原因。导致个子低的疾病因素有很多，例如反复呼吸道感染、内分泌或遗传代谢病等（图 19）。

在诸多环境因素中营养和疾病是最重要的内容，相对而言，对于营养因素的控制远较疾病易于实现。

在儿童生长发育阶段，应提供全面均衡营养，保证蛋白质的摄入；平时多注意摄取含钙量高的食物：例如芝麻、海带、虾皮、牛奶和豆浆等豆制品；同时，注意维生素 D 的补充，可以帮助钙在人体内更好的吸收利用。

另外，需要保证儿童充足的睡眠和运动时间。晚上 9 点至凌晨 4 点，是人体生长激素分泌旺盛的时候，保证充足的睡眠，可以有效地促进身高增长。适当的运动也有助于身高的增长，建议孩子多参与打篮球、游泳、跳高等拉伸身体的运动。户外活动，多晒太阳，可促进钙质吸收，从而促进骨骼的生长发育。

如果孩子身高增长不理想或生长停滞，家长不应该只想着"补钙、补锌或补维生素"，而应去医院就诊进行全面评估，特别要注意生长激素缺乏所致的

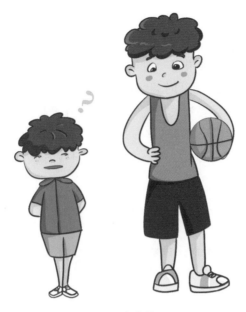

图 19　身高差距

身材矮小,应及时检测,及早干预,使孩子最终达到理想身高。值得注意的是,孩子的生长发育是有个体差异的,身高也是如此,不能单纯用所谓"标准值"去衡量,而应根据个体情况进行评估。提醒家长需要注意的是,孩子应该每半年到一年评估一下身高、生长速率、骨龄,看看骨龄进展程度、性发育情况等,如果发现孩子年生长速率小于 5 厘米、落后同龄人一个头以上,或者有早发育现象,请带孩子到正规大医院就诊。

60. 学校如何防治学生营养不良

营养不良的防治很重要,国家已经出台了很多防治方法。但家长还是担心学校"大锅饭"不能满足孩子们生长发育的需求,害怕孩子长期吃食堂会造成营养不良等问题。

其实,家长们完全不必担心。针对学生餐是否营养的问题,我们国家原卫生计生委在 2017 年发布了 WS/T 554—2017《学生餐营养指南》(以下简称《指南》),《指南》中详细规定了 6～17 岁中小学生全天一日三餐能量和营养素供给量、食物的种类和数量以及配餐原则等,可以为中小学学校食堂、供餐单位准备学生餐提供更全面的参考。在《指南》中特别强调了食物供给的多样化原则,还提供了常见富含营养素的食物参考附录,并对预防缺乏、控油限盐、三餐时间等进行了阐述,同时,《指南》还提出了合理烹调方法建议。另外,《指南》还列举了一份学生一日三餐带量食谱,有利于家长了解学校食物的供应情况,从而适时调整家庭食物供应,让孩子达到营养均衡。

同时,国家要求学生餐相关从业人员也要基于此接受合理配餐和食品安全的培训,并且在供餐学校及单位开展形式多样的营养和健康知识宣传教育,创造条件配备专职或兼职营养专业人员,从而达到提升我国学生餐管理水平的目的。

61. 营养不良会影响年轻人的"美"吗

肯定的。营养不良不仅仅会影响健康,在容貌上面更是表现明显:

(1)面如"菜色":一个人是否健康,从皮肤这面镜子上就可略知端倪。健康的人皮肤应该是白里透红、有光泽、富有弹性的。而体弱多病、营养不良的人皮肤不是苍白无华就是黑暗油垢,且多皱、生斑、粗糙、无弹性。如果营养状况不佳,致使皮肤肌肉组织营养不良,引起皮肤粗糙和松弛,容易产生皱纹;研究人员发现,饮食中长期缺乏谷胱甘肽,会使皮肤内的酪氨酸酶活性增加,进而使酪氨酸氧化成多巴醌,形成黑色素,从而发生色素沉着,产生黄褐斑;缺锌容易皮肤长痘等。

(2)"豆芽"身材:营养是影响青少年生长发育的一个重要因素。钙是青少年生长发育不可缺少的矿物质,如果食物中的钙供不应求,就会影响青少年的身高,导致青少年的生长发育迟缓,长不高。而且贫血的孩子往往比同龄的正常孩子矮2～10厘米。同时,如果蛋白质能量摄入不足,会使体内脂肪减少,也会使肌肉流失,影响健美和美观。

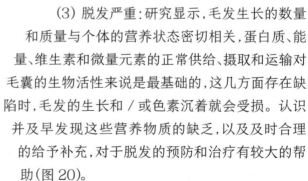

(3)脱发严重:研究显示,毛发生长的数量和质量与个体的营养状态密切相关,蛋白质、能量、维生素和微量元素的正常供给、摄取和运输对毛囊的生物活性来说是最基础的,这几方面存在缺陷时,毛发的生长和／或色素沉着就会受损。认识并及早发现这些营养物质的缺乏,以及及时合理的给予补充,对于脱发的预防和治疗有较大的帮助(图20)。

图20　脱发、近视影响"美"

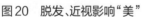

（4）近视加深：很多爱美女性不想因为近视戴眼镜，其实营养不良也会影响视力。有研究表明，膳食营养直接、间接地影响近视的发病率，维生素 A 可以影响视紫红质的再生，视紫红质存在于视网膜视锥细胞中，对感光过程中起到关键作用；维生素 B_1 可以养护视神经，缓解眼疲劳。铁含量的降低会影响眼组织的正常代谢，从而导致视觉功能障碍，造成近视。

62. 为什么城市年轻人更容易有营养不良的风险

好好坐下吃一顿温馨的家常菜，对目前在大城市打拼的年轻人来讲，似乎已成了奢望。在如今物质条件充裕的大环境下，为什么年轻人会营养不良呢？原因可能如下：

（1）速食、快餐、外卖成为一日三餐：在大城市打拼，生活节奏很快，快餐、外卖便成为年轻人的首选。中餐外卖有高油脂、高盐分、低膳食纤维、大量调味料等特点，并且食物搭配比例多不科学、欠均衡。长期吃外卖易导致营养不均衡。

（2）饮食不规律、暴饮暴食、夜食：过长的工作时间和通勤时间造成年轻人难有精力照料吃饭这件事，健康的饮食规律更是难维持。饮食严重不规律导致消化功能出现障碍，主要由于胃肠道蠕动减少、消化液及酶分泌不足、消化吸收功能降低，易发生腹泻、肠道菌群失调等（图 21）。

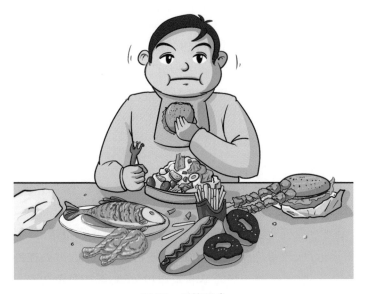

图 21　暴饮暴食

（3）压力巨大、深度焦虑：压力过大常引发胃肠道疾病包括急性胃炎、胃溃疡、十二指肠溃疡等。胃病及其带来的忌口会加剧年轻人的营养不良问题。

（4）任性减肥：在如今"以瘦为美"的主流审美标准下，很多年轻女性以及部分男性越发重视自己的体重，减肥成为第一要务。但是不合理的减肥方式会带来许多隐患。

（5）肆意熬夜：长期的晚睡，会打乱身体新陈代谢，带来黑眼圈、偏头痛、萎靡不振、内分泌紊乱等健康隐患，还会导致耳聋耳鸣、肥胖、记忆力下降、免疫力下降等问题。

（6）营养素养缺乏：很多年轻人不具备基础的营养知识；在饮食市场不断细分的环境下，虽然提供了更多食物选择，但同时也让偏食者更加偏食；众多年轻人没有合适的公共空间进行健身和锻炼，无法强化体能……多种原因综合导致城市年轻人发生营养不良。请马上行动起来，选择合理健康的生活模式。

63. 过劳肥与过劳死——职业人群该如何预防营养不良

随着时代的发展，人们的工作生活方式发生了很大的变化，随之而来由工作引起的健康问题：小到肥胖、失眠，大到过劳猝死，越来越受到人们的关注。

"过劳肥"是指由于工作压力大、长期熬夜、久坐、饮食不规律、缺乏运动等，导致工作越繁忙的人越容易变胖的一种现象（图 22）。其主要原因有压力过大、睡眠不足、久坐不动、不良饮食习惯等。

长期辛苦劳作和缺乏休息，不仅仅会"过劳肥"，更有甚者会导致"过劳死"，职业人群积累太多脂肪在腹部，患上 2 型糖尿病、高胆固醇、高血压、心血管疾病、关节炎、癌症等的概率将增加。

如何预防"过劳肥"和"过劳死"呢？

（1）保证睡眠充足，每天至少睡足 6 小时，能睡够 8 小时更好。

（2）定时平衡饮食，少吃多餐、少油少盐、少吃零食、戒掉甜食、不吃外卖、不吃夜宵，还要保证充足的进餐时间，细嚼慢咽，缓解胃肠负担。

（3）积极运动、改善心情，在工作间隙抽出点时间，也可以在办公室因地制宜，借助椅子、桌子等做一些简单的拉伸和运动，既能避免久坐，适当锻炼，还可减压改善心情。将快乐、健康地劳动作为追求的目标。

越忙越胖

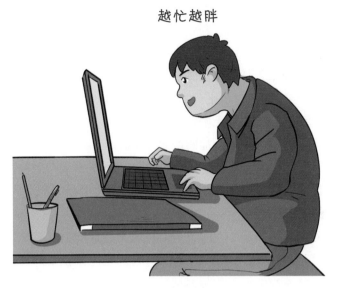

图22　"过劳肥"

64."千金难买老来瘦"这句话对吗

不少中老年人对自己的饮食控制得比较严格,但随着科学认知的提高、营养知识的普及以及医学的进步,我们发现老年人体重过轻不是好事。"千金难买老来瘦"作为不少中老年人的口头禅,其实是个很大的误区!

体重明显减轻常常是多种疾病的早期信号,例如恶性肿瘤、甲状腺功能亢进、糖尿病、慢性传染病、胃肠道系统疾病等,而老年人进行性的消瘦还有可能是肌肉衰减综合征,也叫肌少症。

肌少症是指由于骨骼肌质量和力量的进行性下降,引起肌肉功能的逐渐减退,从而导致身体残疾、生活质量下降及死亡等一系列不良后果的综合征,常见于老年人群。据统计,在60~70岁的人群中肌少症的发生率为5%~13%;在80岁以上的人群中,其发病率可高达11%~50%。

肌少症的发生与衰老过程中性激素分泌减少、肌细胞凋亡、线粒体功能障碍、神经退行性病变等诸多因素有关;而老年人蛋白质摄入不足或吸收障碍也是其发生发展的重要原因。肌少症对老年人的影响是多方面的,其直接影响老年人的活动能力,导致站立困难、步行困难甚至步态异常、易跌倒,还会导致伤口愈合延迟、住院时间延迟、医疗费用增加等。还有研究证明,骨骼肌的减少还会促使骨质疏松、关节炎等疾病的发展,它同时也是诱发高血压、糖尿病、高血脂等老年病的重要原因。

如果以体重指数(BMI)作为评价指标,我国成人的正常范围为18.5~23.9,24~27.9为超重,28以上为肥胖。建议老人将体重控制在正常范围值或稍微超重的水平。尤其是70岁以上的老人,BMI不应低于20,血脂等指标正常者BMI上限可以放宽到26。

营养+运动是"对付"肌少症的两大法宝。

老年人首先保证足够量的进食,保证摄入充足的能量与各种营养素,其次要适当增加优质蛋白类食物的摄入,优质蛋白质比例最好能达到50%,并均衡地分配到一日三餐中。

老年人要适度增加锻炼。锻炼是促进肌肉合成的重要措施。适度、规律和坚持性的运动,对于任何年龄段的人来说,都是十分重要的。首先,每天要保持30~60分钟的中等强度耐力锻炼(如快走、慢跑)(图23)。另外,每周至少要做2~3次抗阻运动(如坐位抬腿、静力靠墙蹲、拉弹力带等)。尽量减少静坐/卧,增加日常活动量。

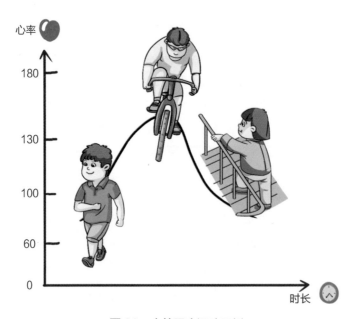

图23 中等强度运动示例

总之,对于老人来说,瘦不等于健康,千金难买老来瘦绝对是个大误区,老年人体重过高或过低都会增加死亡率。肌少症的发生会加快人体衰老的速度,并加重老年人本身患有的各种慢性病。因此建议老年人不要刻意追求胖瘦,并且严防突然消瘦。科学预防老年疾病,均衡合理饮食,适度快乐运动。

65. 老年人如何避免营养不良

老年人也应按照食物多样、合理搭配的原则,安排好日常饮食。

(1) 粗细搭配,适当多吃粗粮、杂粮,如包括玉米、小米、高粱、荞麦等:谷粒的不同部位所含的营养素不同,谷皮是谷粒最外边一层,由膳食纤维构成并含有少量蛋白质、脂肪和 B 族维生素;最里面叫胚乳,是粮谷的主要部分,主要含淀粉和较多的蛋白质;再者是糊粉层和谷粒出芽的部位,前者含有丰富 B 族维生素和矿物质,后者含较多脂肪、蛋白质、矿物质和维生素 E。

精加工的粮谷,其矿物质和维生素损失较多。因此,精细粮中不仅营养素少,膳食纤维也少,不利于大便畅通;杂粮中小米、玉米、莜麦面含矿物质、维生素高于富强面和特级粳米,所以,中老年人应粗细搭配,常吃粗粮、杂粮为好。

(2) 经常食用豆与豆制品:大豆含优质蛋白质并且含钙量也很高,有许多生理活性物质如大豆皂苷、黄酮类物质,研究证明其具有抑制体内脂质过氧化,明显增加冠状动脉和脑血流量,降低心肌耗氧量,改善心肌营养的功能。豆制品有熏豆干、豆腐丝、腐竹、素鸡等。

(3) 尽量养成饮用牛奶的习惯:牛奶是钙的良好食物来源,因此应大力提倡饮用牛奶,每日喝 250 克牛奶可得钙 260 毫克。由于有些老年人因体内缺少乳糖酶,喝牛奶后牛奶中乳糖不能被分解而有腹胀甚至腹泻,所以可以采用少量多次或饭后喝奶等办法,或喝酸奶,因为酸奶中部分乳糖已发酵变成乳酸,所以不会引起腹胀、腹泻。有人用豆浆代替牛奶,不仅蛋白质少、钙也少,250 克豆浆中只含 25 毫克钙,因此从补钙角度豆浆不能完全替代牛奶与奶制品。

(4) 适量食用畜、禽、鱼、虾:禽肉多半含蛋白质较多而脂肪含量少,比牛、羊、猪肉更适合老年人食用,且禽肉细嫩易于消化。鱼、虾肉也易消化,蛋白质含量多,尤其海鱼中含二十碳五烯酸(EPA)和二十二碳六烯酸(DHA),对防治高脂血症和动脉粥样硬化有一定作用。此外,海鱼中含碘多,牡蛎、鲜贝含锌多,虾皮含钙多。

(5) 有限度地吃鸡蛋:鸡蛋是全价营养食品。在蛋黄内矿物质与维生素含量多,但蛋黄中胆固醇含量多,因此,最好每日或隔日吃一个鸡蛋。

(6)蔬菜必须多吃:蔬菜是几种维生素的重要来源,尤其是绿叶菜及红、黄色菜内含量多。蔬菜中还含有大量膳食纤维,可以刺激肠蠕动,预防老年人便秘。老年人尤其是妇女贫血发病率高,发菜、木耳、口蘑、紫菜含铁高,应适量多食用。大蒜、香菇、紫菜等还有降低血胆固醇作用,生吃黄瓜、西红柿可以减少营养素在烹调中的损失。

(7)鲜果和坚果:水果中的苹果酸、柠檬酸等有机酸,可以促进消化液分泌,野果、猕猴桃含大量维生素 C,也有预防癌症作用。有的坚果如葵花籽、黑瓜子中钙、铁、锌的含量也较高。

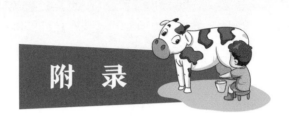

附录

附表 1.1　0~24 月龄(0~2 岁) 女孩的年龄别身长 Z 评分

年龄	Z 评分						
	−3	−2	−1	0	+1	+2	+3
0 周	43.6	45.4	47.3	49.1	51.0	52.9	54.7
1 周	44.7	46.6	48.4	50.3	52.2	54.1	56.0
2 周	45.8	47.7	49.6	51.5	53.4	55.3	57.2
3 周	46.7	48.6	50.5	52.5	54.4	56.3	58.2
4 周	47.5	49.5	51.4	53.4	55.3	57.3	59.2
1 月	47.8	49.8	51.7	53.7	55.6	57.6	59.5
5 周	48.3	50.3	52.3	54.2	56.2	58.2	60.1
6 周	49.1	51.1	53.1	55.1	57.1	59.0	61.0
7 周	49.8	51.8	53.8	55.8	57.8	59.9	61.9
8 周	50.5	52.5	54.6	56.6	58.6	60.6	62.6
2 月	51.0	53.0	55.0	57.1	59.1	61.1	63.2
9 周	51.2	53.2	55.2	57.3	59.3	61.4	63.4
10 周	51.8	53.8	55.9	57.9	60.0	62.1	64.1
11 周	52.4	54.4	56.5	58.6	60.7	62.7	64.8

续表

年龄	Z 评分						
	-3	-2	-1	0	+1	+2	+3
12周	52.9	55.0	57.1	59.2	61.3	63.4	65.5
13周	53.5	55.6	57.7	59.8	61.9	64.0	66.1
3月	53.5	55.6	57.7	59.8	61.9	64.0	66.1
4月	55.6	57.8	59.9	62.1	64.3	66.4	68.6
5月	57.4	59.6	61.8	64.0	66.2	68.5	70.7
6月	58.9	61.2	63.5	65.7	68.0	70.3	72.5
7月	60.3	62.7	65.0	67.3	69.6	71.9	74.2
8月	61.7	64.0	66.4	68.7	71.1	73.5	75.8
9月	62.9	65.3	67.7	70.1	72.6	75.0	77.4
10月	64.1	66.5	69.0	71.5	73.9	76.4	78.9
11月	65.2	67.7	70.3	72.8	75.3	77.8	80.3
12月	66.3	68.9	71.4	74.0	76.6	79.2	81.7
13月	67.3	70.0	72.6	75.2	77.8	80.5	83.1
14月	68.3	71.0	73.7	76.4	79.1	81.7	84.4
15月	69.3	72.0	74.8	77.5	80.2	83.0	85.7
16月	70.2	73.0	75.8	78.6	81.4	84.2	87.0
17月	71.1	74.0	76.8	79.7	82.5	85.4	88.2
18月	72.0	74.9	77.8	80.7	83.6	86.5	89.4
19月	72.8	75.8	78.8	81.7	84.7	87.6	90.6
20月	73.7	76.7	79.7	82.7	85.7	88.7	91.7
21月	74.5	77.5	80.6	83.7	86.7	89.8	92.9
22月	75.2	78.4	81.5	84.6	87.7	90.8	94.0
23月	76.0	79.2	82.3	85.5	88.7	91.9	95.0
24月	76.7	80.0	83.2	86.4	89.6	92.9	96.1

注:0~24 月龄是指不满 24 月龄;本标准 3 月龄以下按周表示,3~60 月龄按月表示,24~60 月龄指不满 60 月龄。

附表 1.2 24~60 月龄(2~5 岁) 女孩的年龄别身高 Z 评分

年龄	Z 评分						
	-3	-2	-1	0	+1	+2	+3
24 月	76.0	79.3	82.5	85.7	88.9	92.2	95.4
25 月	76.8	80.0	83.3	86.6	89.9	93.1	96.4
26 月	77.5	80.8	84.1	87.4	90.8	94.1	97.4
27 月	78.1	81.5	84.9	88.3	91.7	95.0	98.4
28 月	78.8	82.2	85.7	89.1	92.5	96.0	99.4
29 月	79.5	82.9	86.4	89.9	93.4	96.9	100.3
30 月	80.1	83.6	87.1	90.7	94.2	97.7	101.3
31 月	80.7	84.3	87.9	91.4	95.0	98.6	102.2
32 月	81.3	84.9	88.6	92.2	95.8	99.4	103.1
33 月	81.9	85.6	89.3	92.9	96.6	100.3	103.9
34 月	82.5	86.2	89.9	93.6	97.4	101.1	104.8
35 月	83.1	86.8	90.6	94.4	98.1	101.9	105.6
36 月	83.6	87.4	91.2	95.1	98.9	102.7	106.5
37 月	84.2	88.0	91.9	95.7	99.6	103.4	107.3
38 月	84.7	88.6	92.5	96.4	100.3	104.2	108.1
39 月	85.3	89.2	93.1	97.1	101.0	105.0	108.9
40 月	85.8	89.8	93.8	97.7	101.7	105.7	109.7
41 月	86.3	90.4	94.4	98.4	102.4	106.4	110.5
42 月	86.8	90.9	95.0	99.0	103.1	107.2	111.2
43 月	87.4	91.5	95.6	99.7	103.8	107.9	112.0

续表

年龄	Z 评分						
	-3	-2	-1	0	+1	+2	+3
44月	87.9	92.0	96.2	100.3	104.5	108.6	112.7
45月	88.4	92.5	96.7	100.9	105.1	109.3	113.5
46月	88.9	93.1	97.3	101.5	105.8	110.0	114.2
47月	89.3	93.6	97.9	102.1	106.4	110.7	114.9
48月	89.8	94.1	98.4	102.7	107.0	111.3	115.7
49月	90.3	94.6	99.0	103.3	107.7	112.0	116.4
50月	90.7	95.1	99.5	103.9	108.3	112.7	117.1
51月	91.2	95.6	100.1	104.5	108.9	113.3	117.7
52月	91.7	96.1	100.6	105.0	109.5	114.0	118.4
53月	92.1	96.6	101.1	105.6	110.1	114.6	119.1
54月	92.6	97.1	101.6	106.2	110.7	115.2	119.8
55月	93.0	97.6	102.2	106.7	111.3	115.9	120.4
56月	93.4	98.1	102.7	107.3	111.9	116.5	121.1
57月	93.9	98.5	103.2	107.8	112.5	117.1	121.8
58月	94.3	99.0	103.7	108.4	113.0	117.7	122.4
59月	94.7	99.5	104.2	108.9	113.6	118.3	123.1
60月	95.2	99.9	104.7	109.4	114.2	118.9	123.7

附表 1.3　0~24 月龄(0~2 岁)
男孩的年龄别身长 z 评分

年龄	Z 评分						
	-3	-2	-1	0	+1	+2	+3
0 周	44.2	46.1	48.0	49.9	51.8	53.7	55.6
1 周	45.4	47.3	49.2	51.1	53.0	54.9	56.8
2 周	46.6	48.5	50.4	52.3	54.3	56.2	58.1
3 周	47.6	49.5	51.5	53.4	55.3	57.2	59.2
4 周	48.6	50.5	52.4	54.4	56.3	58.3	60.2
1 月	48.9	50.8	52.8	54.7	56.7	58.6	60.6
5 周	49.5	51.4	53.4	55.3	57.3	59.2	61.2
6 周	50.3	52.3	54.3	56.2	58.2	60.2	62.1
7 周	51.1	53.1	55.1	57.1	59.1	61.0	63.0
8 周	51.9	53.9	55.9	57.9	59.9	61.9	63.9
2 月	52.4	54.4	56.4	58.4	60.4	62.4	64.4
9 周	52.6	54.6	56.6	58.7	60.7	62.7	64.7
10 周	53.3	55.4	57.4	59.4	61.4	63.4	65.4
11 周	54.0	56.0	58.1	60.1	62.1	64.1	66.2
12 周	54.7	56.7	58.7	60.8	62.8	64.8	66.9
13 周	55.3	57.3	59.4	61.4	63.4	65.5	67.5
3 月	55.3	57.3	59.4	61.4	63.5	65.5	67.6
4 月	57.6	59.7	61.8	63.9	66.0	68.0	70.1
5 月	59.6	61.7	63.8	65.9	68.0	70.1	72.2
6 月	61.2	63.3	65.5	67.6	69.8	71.9	74.0

续表

年龄	Z评分						
	-3	-2	-1	0	+1	+2	+3
7月	62.7	64.8	67.0	69.2	71.3	73.5	75.7
8月	64.0	66.2	68.4	70.6	72.8	75.0	77.2
9月	65.2	67.5	69.7	72.0	74.2	76.5	78.7
10月	66.4	68.7	71.0	73.3	75.6	77.9	80.1
11月	67.6	69.9	72.2	74.5	76.9	79.2	81.5
12月	68.6	71.0	73.4	75.7	78.1	80.5	82.9
13月	69.6	72.1	74.5	76.9	79.3	81.8	84.2
14月	70.6	73.1	75.6	78.0	80.5	83.0	85.5
15月	71.6	74.1	76.6	79.1	81.7	84.2	86.7
16月	72.5	75.0	77.6	80.2	82.0	85.4	88.0
17月	73.3	76.0	78.6	81.2	83.9	86.5	89.2
18月	74.2	76.9	79.6	82.3	85.0	87.7	90.4
19月	75.0	77.7	80.5	83.2	86.0	88.8	91.5
20月	75.8	78.6	81.4	84.2	87.0	89.8	92.6
21月	76.5	79.4	82.3	85.1	88.0	90.9	93.8
22月	77.2	80.2	83.1	86.0	89.0	91.9	94.9
23月	78.0	81.0	83.9	86.9	89.9	92.9	95.9
24月	78.7	81.7	84.8	87.8	90.9	93.9	97.0

附表 1.4　24~60 月龄(2~5 岁)
男孩的年龄别身高 Z 评分

年龄	Z 评分						
	-3	-2	-1	0	+1	+2	+3
24 月	78.0	81.0	84.1	87.1	90.2	93.2	96.3
25 月	78.6	81.7	84.9	88.0	91.1	94.2	97.3
26 月	79.3	82.5	85.6	88.8	92.0	95.2	98.3
27 月	79.9	83.1	86.4	89.6	92.9	96.1	99.3
28 月	80.5	83.8	87.1	90.4	93.7	97.0	100.3
29 月	81.1	84.5	87.8	91.2	94.5	97.9	101.2
30 月	81.7	85.1	88.5	91.9	95.3	98.7	102.1
31 月	82.3	85.7	89.2	92.7	96.1	99.6	103.0
32 月	82.8	86.4	89.9	93.4	96.9	100.4	103.9
33 月	83.4	86.9	90.5	94.1	97.6	101.2	104.8
34 月	83.9	87.5	91.1	94.8	98.4	102.0	105.6
35 月	84.4	88.1	91.8	95.4	99.1	102.7	106.4
36 月	85.0	88.7	92.4	96.1	99.8	103.5	107.2
37 月	85.5	89.2	93.0	96.7	100.5	104.2	108.0
38 月	86.0	89.8	93.6	97.4	101.2	105.0	108.8
39 月	86.5	90.3	94.2	98.0	101.8	105.7	109.5
40 月	87.0	90.9	94.7	98.6	102.5	106.4	110.3
41 月	87.5	91.4	95.3	99.2	103.2	107.1	111.0
42 月	88.0	91.9	95.9	99.9	103.8	107.8	111.7
43 月	88.4	92.4	96.4	100.4	104.5	108.5	112.5

年龄	Z 评分						
	−3	−2	−1	0	+1	+2	+3
44 月	88.9	93.0	97.0	101.0	105.1	109.1	113.2
45 月	89.4	93.5	97.5	101.6	105.7	109.8	113.9
46 月	89.8	94.0	98.1	102.2	106.3	110.4	114.6
47 月	90.3	94.4	98.6	102.8	106.9	111.1	115.2
48 月	90.7	94.9	99.1	103.3	107.5	111.7	115.9
49 月	91.2	95.4	99.7	103.9	108.1	112.4	116.6
50 月	91.6	95.9	100.2	104.4	108.7	113.0	117.3
51 月	92.1	96.4	100.7	105.0	109.3	113.6	117.9
52 月	92.5	96.9	101.2	105.6	109.9	114.2	118.6
53 月	93.0	97.4	101.7	106.1	110.5	114.9	119.2
54 月	93.4	97.8	102.3	106.7	111.1	115.5	119.9
55 月	93.9	98.3	102.8	107.2	111.7	116.1	120.6
56 月	94.3	98.8	103.3	107.8	112.3	116.7	121.2
57 月	94.7	99.3	103.8	108.3	112.8	117.4	121.9
58 月	95.2	99.7	104.3	108.9	113.4	118.0	122.6
59 月	95.6	100.2	104.8	109.4	114.0	118.6	123.2
60 月	96.1	100.7	105.3	110.0	114.6	119.2	123.9

附表 2.1　6~18 岁男女学龄儿童青少年分年龄
身高筛查生长迟缓界值范围

单位：厘米

年龄／岁	男生	女生
6.0~	<106.3	<105.7
6.5~	<109.5	<108.0
7.0~	<111.3	<110.2
7.5~	<112.8	<111.8
8.0~	<115.4	<114.5
8.5~	<117.6	<116.8
9.0~	<120.6	<119.5
9.5~	<123.0	<121.7
10.0~	<125.2	<123.9
10.5~	<127.0	<125.7
11.0~	<129.1	<128.6
11.5~	<130.8	<131.0
12.0~	<133.1	<133.6
12.5~	<134.9	<135.7
13.0~	<136.9	<138.8
13.5~	<138.6	<141.4
14.0~	<141.9	<142.9
14.5~	<144.7	<144.1
15.0~	<149.6	<145.4
15.5~	<153.6	<146.5
16.0~	<155.1	<146.8
16.5~	<156.4	<147.0
17.0~	<156.8	<147.3
17.5~18.0	<157.1	<147.5

附表 2.2　6~18 岁男女学龄儿童青少年分年龄 BMI 筛查消瘦界值范围

单位：千克／米²

年龄／岁	男生		女生	
	中重度消瘦	轻度消瘦	中重度消瘦	轻度消瘦
6.0~	<13.2	13.3~13.4	<12.8	12.9~13.1
6.5~	<13.4	13.5~13.8	<12.9	13.0~13.3
7.0~	<13.5	13.6~13.9	<13.0	13.1~13.4
7.5~	<13.5	13.6~13.9	<13.0	13.1~13.5
8.0~	<13.6	13.7~14.0	<13.1	13.2~13.6
8.5~	<13.6	13.7~14.0	<13.1	13.2~13.7
9.0~	<13.7	13.8~14.1	<13.2	13.3~13.8
9.5~	<13.8	13.9~14.2	<13.2	13.3~13.9
10.0~	<13.9	14.0~14.4	<13.3	13.4~14.0
10.5~	<14.0	14.1~14.6	<13.4	13.5~14.1
11.0~	<14.2	14.3~14.9	<13.7	13.8~14.3
11.5~	<14.3	14.4~15.1	<13.9	14.0~14.5
12.0~	<14.4	14.5~15.4	<14.1	14.2~14.7
12.5~	<14.5	14.6~15.6	<14.3	14.4~14.9
13.0~	<14.8	14.9~15.9	<14.6	14.7~15.3
13.5~	<15.0	15.1~16.1	<14.9	15.0~15.6
14.0~	<15.3	15.4~16.4	<15.3	15.4~16.0
14.5~	<15.5	15.6~16.7	<15.7	15.8~16.3
15.0~	<15.8	15.9~16.9	<16.0	16.1~16.6
15.5~	<16.0	16.1~17.0	<16.2	16.3~16.8
16.0~	<16.2	16.3~17.3	<16.4	16.5~17.0
16.5~	<16.4	16.5~17.5	<16.5	16.6~17.1
17.0~	<16.6	16.7~17.7	<16.6	16.7~17.2
17.5~18.0	<16.8	16.9~17.9	<16.7	16.8~17.3

附表 3　中国学龄儿童青少年超重、肥胖筛查 BMI 分类标准

单位:千克／米²

年龄／岁	男超重	男肥胖	女超重	女肥胖
7～	17.4	19.2	17.2	18.9
8～	18.1	20.3	18.1	19.9
9～	18.9	21.4	19.0	21.0
10～	19.6	22.5	20.0	22.1
11～	20.3	23.6	21.1	23.3
12～	21.0	24.7	21.9	24.5
13～	21.9	25.7	22.6	25.6
14～	22.6	26.4	23.0	26.3
15～	23.1	26.9	23.4	26.9
16～	23.5	27.4	23.7	27.4
17～	23.8	27.8	23.8	27.7
18～	24.0	28.0	24.0	28.0

摘自:中国肥胖问题工作组．中国学龄儿童青少年超重、肥胖筛查体重指数值分类标准．中华流行病学杂志,2004,2(25):99.

附表 4.1　成人体重分类

分类	BMI/（千克／米²）
肥胖	BMI≥28.0
超重	24.0≤BMI<28.0
体重正常	18.5≤BMI<24.0
体重过低	BMI<18.5

附表 4.2　成人中心型肥胖分类

分类	腰围值／厘米
中心性肥胖前期	85≤男性腰围 <90 80≤女性腰围 <85
中心性肥胖	男性腰围≥90 女性腰围≥85

附表 5　老年人营养不良风险评估表

基本情况				
姓名		年龄 / 岁		性别
身高 / 米		体重 / 千克		体重指数（BMI, 千克 / 米 ²）
联系电话				

初筛				
	0 分	1 分	2 分	3 分
1. BMI	BMI<19 或 BMI>28	19≤BMI<21 或 26<BMI≤28	21≤BMI<23 或 24<BMI≤26	23≤BMI≤24
2. 近 3 个月体重变化	减少或增加 >3 千克	不知道	1 千克≤减少 ≤3 千克 或 1 千克≤增加 ≤3 千克	0 千克 < 减少 <1 千克 或 0 千克 < 增加 <1 千克
3. 活动能力	卧床	需要依赖工具活动	独立户外活动	—
4. 牙齿状况	全口 / 半口缺	用义齿	正常	—
5. 神经精神疾病	严重认知障碍或抑郁	轻度认知障碍或抑郁	无认知障碍或抑郁	—
6. 近三个月有无饮食量变化	严重增加或减少	增加或减少	无变化	—

总分 14 分, <12 分提示有营养不良风险, 继续以下评估; ≥12 分提示无营养不良风险, 无需以下评估。

评估				
	0 分	0.5 分	1 分	2 分
7. 患慢性病数 >3 种	是	—	否	—
8. 服药时间在一个月以上的药物种类 >3 种	是	—	否	—

续表

评估				
	0分	0.5分	1分	2分
9. 是否独居	是	—	否	—
10. 睡眠时间	<5小时/天	—	≥5小时/天	—
11. 户外独立活动时间	<1小时/天	—	≥1小时/天	—
12. 文化程度	小学及以下	—	中学及以上	—
13. 自我感觉经济状况	差	一般	良好	—
14. 进食能力	依靠别人	—	自行进食稍有困难	自行进食
15. 一天餐次	1次	—	2次	3次及以上
16. 每天摄入奶类；每天摄入豆制品；每天摄入鱼/肉/禽/蛋类食品	0~1项	2项	3项	—
17. 每天烹调油摄入量	>25克	—	≤25克	—
18. 是否每天吃蔬菜水果500克及以上	否	—	是	—
19. 小腿围	<31厘米	—	≥31厘米	—
20. 腰围 男	>90厘米	—	≤90厘米	—
20. 腰围 女	>80厘米	—	≤80厘米	—
小腿围（厘米）		腰围（厘米）		

年龄超过70岁总分加1分，即年龄调整增加的分值：0分，年龄<70岁；1分，年龄≥70岁

初筛分数（小计满分14分）

评估分数（小计满分16分）

量表总分（满分30分）

附表 6　临床营养风险筛查的评分

评分内容	评分分值			
	0分	1分	2分	3分
营养状况受损评分 (0～3分)	BMI≥18.5千克/米^2	近3个月内体重下降>5%	近2个月内体重下降>5%	BMI<18.5千克/米^2，伴一般临床状况差
	近1~3个月内体重无下降			近1个月内体重下降>5%或近3个月内体重下降>15%
	近一周进食量无变化[a]	近一周进食量减少25%~50%	近一周进食量减少51%~75%	近一周进食量减少76%及以上
疾病严重度评分 (0～3分)	—	髋骨折、慢性疾病急性发作或有并发症、慢性阻塞性肺病、血液透析、肝硬化、一般恶性肿瘤患者、糖尿病	腹部大手术、脑卒中、重度肺炎、血液恶性肿瘤	颅脑损伤、骨髓移植、APACHE-Ⅱ评分>10分的ICU患者
年龄评分(0～1分)	18~69岁	70岁及以上	—	—

注：每项评分内容的最后得分为该项最高评分分值，临床营养筛查总分(0～7分)= 上述三项评分相加之和。
由经过培训的实施人员询问筛查对象后判断。
若临床营养筛查总分≥3分，表明有营养风险，应结合患者的临床状况，制定营养支持治疗计划。
若临床营养筛查总分<3分，表明目前没有营养风险，应每周重复进行筛查。

附表 7　乳母营养要求与营养素参考摄入量

营养素	营养需求	DRIS
能量	产后 1 个月内每日乳汁分泌约 500 毫升,故乳母的膳食能量适当供给即可;至 3 个月后每日泌乳量增加到 750~850 毫升,对能量的需求增加。人乳能量平均为 293 千焦(70 千卡)/100 毫升,转化为乳汁的效率约为 80%,故共需约 3 766 千焦(900 千卡)才能合成 1 升乳汁。虽然孕期脂肪储备可为泌乳提供约 1/3 能量,但另外 2/3 需由日常膳食提供	RNI 为在孕前的基础上增加 2.09 兆焦(500 千卡)/ 天;轻体力劳动哺乳其妇女 RNI 为 12.6 兆焦(3 000 千卡)/ 天
蛋白质	人乳蛋白质平均含量为 1.2 克 /100 毫升,正常情况下每日泌乳量约为 750 毫升,所含蛋白质为 9 克左右;但在母体内膳食蛋白质转变为乳汁蛋白质的有效率为 70%,故分泌 750 毫升乳汁需要消耗膳食蛋白质 13 克	每日增加蛋白质 20 克蛋白质供能比例为 13%~15%
脂肪	每日哺乳过程中,后段乳的脂肪含量比前段乳高,这有利于控制婴儿的食欲。脂类与婴儿的脑发育有密切关系,尤其是其中的不饱和脂肪酸,如 DHA	膳食脂肪供给占总能量 20%~30%
碳水化合物	乳母应适当摄入碳水化合物	建议提供 55%~65% 膳食总能量
钙	乳母要注意增加富含钙的食品,建议每日饮奶至少 250 毫升,以补充约 300 毫克优质钙;摄入 100 克左右豆制品和其他富钙食物,加上膳食中其他食物来源的钙,摄入量可达到约 800 毫克,剩余不足部分可增加饮奶量或采用钙剂补充	AI 为 1 200 毫克 / 天,UL 为 2 000 毫克 / 天,同时注意补充维生素 D,以促进钙的吸收和利用
铁	尽管铁不能通过乳腺进入乳汁,但哺乳期仍需含铁量较高的膳食以满足铁的补充,目的是恢复孕期铁丢失(胎儿铁储备和产后出血)	AI 为 25 毫克 / 天,UL 为 50 毫克 / 天
维生素 A	乳汁中维生素 A 水平直接影响到婴儿的生长发育和健康状况	RNI 为 1 200 微克 RE/天(400 国际单位 / 天),UL 为 3 000 微克 RE/ 天

续表

营养素	营养需求	DRIS
维生素 D	由于维生素 D 几乎不能通过乳腺,故建议乳母和婴儿多进行户外活动,必要时可补充维生素 D 制剂	RNI 为 10 微克 / 天(400 国际单位 / 天),UL 为 50 微克 / 天
维生素 B	母乳中维生素 B_1 含量平均为 0.02 毫克 / 毫升。维生素 B_1 能够改善乳母的食欲和促进乳汁分泌,预防婴儿维生素 B_1 缺乏症。膳食中维生素 B_1 被转运到乳汁的效率仅为 50%	RNI 为 1.8 毫克 / 天
维生素 C	维生素 C 与乳母的膳食有密切关系。据世界卫生组织报告,全球乳母乳汁中维生素 C 的平均含量为 5.2 毫克 /100 毫升	RNI 为 130 毫克 / 天,UL 为 1 000 毫克 / 天

附表 9　1~12 月龄婴幼儿膳食营养需求与营养素参考摄入量

营养素	营养需求	RNI/AI	
		6 个月以下	6~12 月龄
能量	婴幼儿能量需要包括基础代谢、身体活动、食物特殊动力作用、能量储存及排泄耗能、生长发育的需要	90 千卡 /(千克·天)	80 千卡 /(千克·天)
蛋白质	婴幼儿时期机体处于正氮平衡。婴儿早期肝脏功能还不成熟,需要由食物提供组氨酸、半胱氨酸、酪氨酸及牛磺酸等氨基酸(婴儿时期除 8 种必需氨基酸以外,组氨酸也是必需氨基酸)	9 克 / 天	20 克 / 天
脂肪	婴儿对脂肪的需要相对高于成人,尤其对多不饱和脂肪酸和类脂有特别需要。每 418 千焦(100 千卡)婴儿食品脂肪应不少于 3.8 克和不多于 6 克	脂肪的供能比 48%	脂肪的供能比 40%
碳水化合物	婴幼儿体内乳糖酶的活性比成人高,但 3 个月以下的婴儿体内缺乏淀粉酶,消化淀粉的能力较弱,应在 6 个月后添加淀粉类食物	60 克 / 天	85 克 / 天

续表

营养素	营养需求	RNI/AI	
		6个月以下	6~12月龄
钙	人乳含钙量为350毫克/升,以每天800毫升人乳计算,能提供300毫克/天左右的钙。人乳中钙磷比例是2:1,钙的吸收率较高	200毫克/天	250毫克/天
铁	正常足月新生儿体内铁储备可以满足生后6个月的需要,在6个月后需通过强化铁的配方奶粉、米粉、肝泥和蛋黄予以补充早产儿及低出生体重儿铁储备相对不足,生后2个月体内铁储备逐渐耗竭,应及时添加铁食物	0.3毫克/天	10毫克/天
锌	母乳喂养的婴儿在6个月前可利用体内储备的锌而不易导致锌缺乏,但在6个月后需要从膳食中补充锌元素	2.0毫克/天	3.5毫克/天
碘	婴儿期碘缺乏可能会引起智力低下、以体格发育迟缓为主要特征的不可逆性智力损害,新生儿缺碘还可能引起甲状腺功能低下	85微克/天	115微克/天
维生素A	用人乳和配方奶粉喂养的婴儿一般不需要额外补充	300微克RAE/天	350微克RAE/天
维生素D	人乳及牛乳中的维生素D含量均较低,从出生2周到1岁半之内都应添加维生素D。婴儿所需维生素D主要来源,一是鱼肝油,二是靠阳光照射	10毫克/天	10毫克/天
维生素E	早产儿和低出生体重儿容易发生维生素E缺乏,引起溶血性贫血、血小板增加及硬肿症	3毫克/天	3毫克/天
B族维生素	B族维生素是促进婴儿生长发育必需营养素,注意米、面等不能太精细	维生素B_1为0.1毫克/天,维生素B_2为0.4毫克/天	维生素B_1为0.3毫克/天,维生素B_2为0.5毫克/天
维生素C	母乳喂养的婴儿可从乳汁中获得足量维生素C	40毫克/天	40毫克/天

附表 9　婴幼儿、儿童体重推算公式

年龄	体重计算公式
1~6 月龄	体重(千克)= 出生体重 + 月龄 ×0.6
7~12 月龄	体重(千克)= 出生体重 + 月龄 ×0.5
2~14 岁	体重(千克)= 年龄 ×2+8

附表 10　婴幼儿身长推算公式

年龄	身长计算公式
0~3 月龄	每月增长 3~3.5 厘米
4~6 月龄	每月增长 2 厘米
7~12 月龄	每月增长 1~1.5 厘米
>1 周岁	身高(厘米)= 年龄(周岁)×5+80

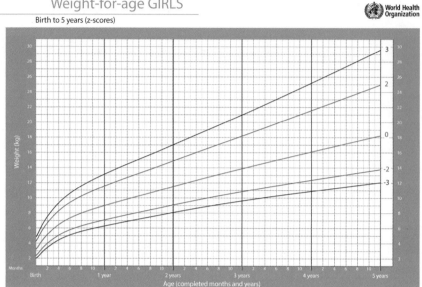

附图 1　世界卫生组织（WHO）0~5 岁儿童生长曲线（女）

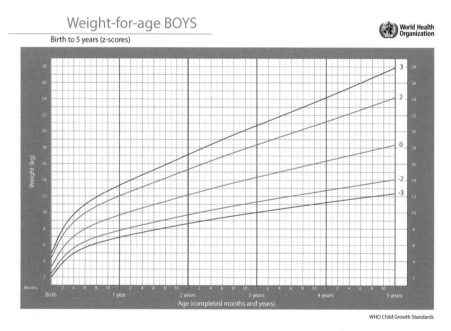

附图 2　世界卫生组织（WHO）0~5 岁儿童生长曲线（男）

摘自：WHO 0~5 岁儿童生长曲线；网址：https://www.who.int/childgrowth/standards/chts_wfa_boys_z/en/

附表 11　含钙丰富的食物

食物名称	钙/毫克·100 克$^{-1}$	食物名称	钙/毫克·100 克$^{-1}$
虾皮	991	乌塌菜	186
虾米	555	油菜薹	156
河虾	325	黑芝麻	780
泥鳅	299	酸枣棘	435
红螺	539	花生仁	284
河蚌	306	紫菜	264
鲜海参	285	海带(湿)	241
苜蓿	713	黑木耳	247
荠菜	294	全脂牛乳粉	676
雪里蕻	230	酸奶	118

摘自:孙长颢. 营养与食品卫生学. 7 版. 北京:人民卫生出版社,2012:84.